HÁBITOS ALIMENTICIOS Y EJERCICIOS EN CASA

La solución para bajar de peso y adelgazar desde la comodidad de tu hogar.

THIAGO ESTEBAN

ÍNDICE

INTRODUCCIÓN

La salud humana se relaciona directamente con los alimentos que consumidos. Así ha sido desde el inicio de los tiempos, por ejemplo, muchos estudios plantean que la inclusión de proteína animal dio paso a un cerebro más desarrollado. Esto indudablemente se acopla al dicho popular "somos lo que comemos".

En este sentido, es importante ocuparse en llevar una dieta equilibrada que permita mantener un cuerpo armonioso, libre de tanto padecimientos como sea posible. Además, se debe considerar que el impacto de los alimentos abarca la salud mental. Pues, la ingesta frecuente de comidas ricas en azúcar y grasas puede inhibir la liberación de ciertas hormonas y neurotransmisores, derivando en ansiedad y estrés.

Las dietas balanceadas ya no son cosa exclusiva del bienestar físico, importan si se desea conservar la salud mental. En consecuencia, es también un camino hacia la paz psíquica y una mejor calidad de vida. Este es el nuevo paradigma de la alimentación que, no solo ha cambiado el espectro de las decisiones médicas, sino que además ha cambiado la percepción de las personas en general sobre su alimentación.

Cada vez más personas toman consciencia de esto, procurando una alimentación balanceada que les permita sentirse bien por dentro y por fuera, pero para muchos alcanzar este equilibrio alimenticio, supone una difícil tarea. Pues el ritmo frenético que se vive actualmente en el ámbito laboral y personal, deja poco espacio para cuidar este aspecto.

Como resultado, la comida procesada rica en grasas, azúcar y conservantes invade la cocina de la gran mayoría, definiendo los hábitos de jóvenes y adultos. La conveniencia en cuanto a tiempo y facilidad de este tipo de alimentos, ha privado sobre la necesidad de una alimentación sana.

No obstante, esta guía pretende facilitar la implementación de hábitos saludables que conduzcan al estado óptimo de la mente y el cuerpo. Para ello, se señalan importantes consideraciones, estrategias y consejos que tienen como objetivo cambiar ciertos hábitos o malas costumbres en la vida cotidiana, especialmente en lo referente a la alimentación. Y de esta manera, mejorar el estado físico y consecuentemente el mental y emocional.

CAPÍTULO I:
EL PROBLEMA DE LA OBESIDAD

La obesidad se define como una acumulación anormal o excesiva de grasa en el organismo que puede perjudicar gravemente la salud de las personas. No se trata solo de encajar en el paradigma de belleza, sino que su padecimiento reduce considerablemente la expectativa de vida. Pues, no son poco los padecimientos que genera, afectando el funcionamiento general del organismo.

Se presenta con mayor incidencia hoy en día, debido a la práctica de hábitos alimenticios poco saludables propios del ritmo de vida acelerado que se ha impuesto en las distintas comunidades del mundo. Así, las dietas altamente calóricas son ya una costumbre establecida, superando la cantidad de calorías requeridas, lo que conduce al almacenamiento de grasas.

En principio, unos pocos kilos de grasa adicional no suponen un riesgo para la salud de un individuo sano. Pero si la cantidad de calorías ingeridas excede regularmente la cantidad requerida por el organismo para su funcionamiento, se está en un camino seguro hacia la obesidad. Pues, la grasa acumulada será cada vez mayor, derivando en múltiples problemas de salud y una baja calidad de vida.

Diferencia entre sobrepeso y obesidad

Con frecuencia se confunden los términos sobrepeso y obesidad, artículos y conversaciones donde estas palabras se emplean como si fueran sinónimos. No obstante, si bien ambos son causa de temor al enfrentar la báscula, estos suponen dos cosas diferentes. De manera general, los expertos señalan que el sobrepeso se presenta cuando el índice de masa corporal igual o superior a 25. Mientras que se hablará de obesidad en aquellos casos donde el índice de masa sea igual o superior a 30.

En este sentido, la principal diferencia la constituye el hecho de que un simple exceso de peso en la báscula no es necesariamente una señal de alarma. Puede tratarse de un aumento de peso eventual que demande solo unos pocos cambios en el estilo de vida. Incluso podría suceder a causa del aumento en la masa corporal como resultado de un entrenamiento con pesas o la práctica de algún deporte.

Por otra parte, se debe tener en cuenta que el nivel de riesgo para la salud no es el mismo. En este sentido, la obesidad viene acompañada de muy peligrosos males, entre las más comunes se encuentran las cardiopatías y la arteriosclerosis. Como resultado, y a diferencia del sobrepeso, esta aumenta el riesgo de eventos vasculares y cerebrovasculares tales como ictus y derrames. El riesgo de muerte se multiplica cuando se está obeso, según la Organización Mundial de la Salud (OMS) cada año mueren más de dos millones de personas a causa de esta condición.

Así, si bien ambos conceptos deben tratarse de manera activa, solo la obesidad es considerada como una enfermedad. Mientras que el sobrepeso es catalogado únicamente como un factor de riesgo, de mayor o menor preponderancia según otros aspectos como la edad o la existencia de enfermedades específicas.

Índice de masa corporal

La manera más fiable de calcular si una persona debe perder peso o no, es decir si solo son unos kilos de más u obesidad, es midiendo la proporción de tejido graso en el cuerpo. Esto se puede obtener por medio de distintos aparatos. Sin embargo, existe una manera sencilla de conocer si se está obeso o no, el ya mencionado índice de masa corporal o IMC.

Este es un indicador que relaciona nuestra altura con nuestro peso. Para calcularlo solo se debe dividir el peso entre la estatura al cuadrado. Por ejemplo, si pesas 60 kilogramos y mides 1,70, tendrás un IMC de 20,76. Este es el resultado de dividir 60 (el peso en kilogramos) entre 2,89 (la altura en metros al cuadrado).

Actualmente los estándares normales de IMC aceptados para el hombre se ubican entre 10 y 20. Mientras que para las mujeres lo adecuado es un resultado superior a 15 e inferior a 25. Esta diferencia entre un género y otro se debe a que las mujeres por razones biológicas tienen de 6 a 11 por ciento más grasa corporal que los hombres.

A partir de lo anterior, se establece la siguiente tabla:

	IMC en hombres	IMC en mujeres
Peso normal	De 10 a 20	De 15 a 25
Sobrepeso	De 10 a 25	De 25 a 30
Obesidad	25 o más	30 o más

Esto brinda una guía para determinar si esos kilos de más son solo sobrepeso o si ya se ha cruzado el umbral de la obesidad. En cualquier caso, es indispensable acudir a un profesional en nutrición antes de empezar una dieta. Pues, si bien, en la mayoría de los casos la obesidad es consecuencia de hábitos inadecuados, es necesario descartar otras causas patológicas más severas.

Composición corporal y la circunferencia de cintura

No hay lugar a dudas, el índice de masa corporal es una medida fácil y además universal. Desafortunadamente no es la más objetiva, pues la relación de peso entre grasa y músculo cambia por completo la perspectiva. El volumen del músculo es menor, ocupa menos espacio, pero pesa más que la grasa. Por ello, 10 kilogramos de músculo no lucen para nada igual que 10 kilogramos de grasa.

La composición corporal nos permite conocer el porcentaje de grasa y el porcentaje de músculo, entre otros porcentajes que componen nuestro cuerpo. La meta es, entonces, que podamos alcanzar tener un porcentaje superior de músculo y disminuir el de grasa a niveles saludables. Se habla de niveles saludables porque la grasa también cumple una función en el cuerpo, y en su justa medida es necesaria para una salud óptima.

Este cálculo es un poco más complejo, pero con solo algunas medidas del cuerpo un profesional de la nutrición podrá conseguirlo. Además, la evolución tecnológica ha permitido el desarrollo de básculas destinadas a descifrar automáticamente la composición corporal de las personas.

Sin embargo, otras dos medidas objetivas que permiten estimar si se ha cruzado la barrera del sobrepeso o la obesidad son la circunferencia de cintura y tu talla de ropa. Dado que la grasa ocupa más espacio que el músculo, medir la cintura representa un método objetivo y confiable.

Para ello, solo se necesita una cinta métrica, la cual se pasa alrededor de la cintura a nivel del ombligo. La cinta debe estar recta y no se debe apretar demasiado, además la medida debe hacerse directamente sobre la piel, ya que el exceso de tela puede alterar la medición.

Antes de tomar la medida, es importante inhalar y exhalar tan profundamente como sea posible. Justo después de exhalar, se hace la medición, no se debe contener la respiración. Como referencia se tiene que en el caso de las mujeres la medición no debe exceder de los 80 centímetros, mientras que para los hombres debe mantenerse por debajo de los 94 centímetros.

Si se superan estos estándares, puedo decir con seguridad que se tiene sobrepeso y se está en riesgo de padecer obesidad, al igual que otras condicionantes bastante preocupantes.

Problemas de salud relacionados con la obesidad y el sobrepeso

En nuestra sociedad la obsesión por la apariencia marca la pauta en muchos ámbitos de la vida. Por ello, es habitual que la obesidad sea considerada un problema estético. Sin embargo, más allá del aspecto físico, existen consideraciones médicas que suponen un peligro terrible, que conduce a terribles complicaciones e incluso a la muerte.

En definitiva, la obesidad es una condición nociva, tanto para el cuerpo como para la mente. Supone mayor cansancio porque al tener que cargar con más peso somete al cuerpo a tener que realizar un esfuerzo mayor. En este caso se ven afectados primordialmente el sistema cardiovascular, el sistema óseo, la musculatura y las articulaciones. Así, la obesidad ocasiona un daño integral en el organismo, deteriorando de múltiples maneras la existencia del individuo y generando algunas enfermedades que ya mencionaremos.

1. Asma

En las últimas décadas se ha evidenciado una relación directa entre el asma y la obesidad. Es por ello que la prevalencia de ambos padecimientos se ha incrementado a la par. Se trata de una compleja relación que aún no puede explicarse con exactitud. Más, sin embargo, resulta evidente bajo diversos fenómenos inmunoinflamatorios, hormonales, genéticos, dietéticos, entre otros.

Aunado a esto, existe evidencia de que el sobrepeso precede a la aparición del asma, es decir, aumenta las probabilidades de desarrollar esta enfermedad respiratoria. Esto a la vez se convierte en un factor agravante cuando ya se padece. Existen muchos otros problemas para respirar relacionados con el exceso de peso como presentar dificultad al practicar deportes, dormir o realizar cualquier actividad de la vida diaria.

2. Apnea del sueño

La apnea del sueño es un trastorno que ocasiona numerosas y breves paradas respiratorias durante el sueño. Se produce por la obstrucción, total o parcial, de las fosas nasales, boca, faringe o laringe, impidiendo que el aire llegue a los pulmones durante el tiempo que dure el episodio.

Si bien, suelen ser momentáneas, estas obstrucciones ocasionan cansancio y disminuye la capacidad de concentrarse, afectando su desempeño.

Asimismo, la apnea del sueño incrementa el riesgo cardiovascular. Indudablemente, una condición altamente perjudicial comúnmente asociada al exceso de grasa corporal. Otros factores de riesgo son el consumo de alcohol y tabaco, la edad y el sexo. Los hombres tienen el doble de posibilidades de sufrirla.

3. Presión arterial elevada

La obesidad contribuye a elevar la presión arterial desde la niñez, así los niños con sobrepeso tienen mayores posibilidades de sufrir hipertensión en la adultez. Algunas investigaciones han revelado una relación de 2-3 mmHg por cada 10 kilogramos de peso extra.

Aunque la severidad del impacto cardiovascular dependerá también de la zona donde se localice la adiposidad. La ubicada en la región abdominal es la que mayor peligro representa. No obstante, cualquier exceso de peso puede derivar en una elevada presión arterial. A mayor presión arterial, el corazón debe bombear más fuerte para llevar sangre a todo el cuerpo.

Si esta circunstancia se prolonga durante un período largo de tiempo, la hipertensión arterial puede causar graves daños al corazón y las arterias.

4. Colesterol alto

El colesterol es una sustancia cerosa, similar a la grasa necesaria para fabricar hormonas, vitaminas y otros compuestos metabólicos. Dicha sustancia se encuentra presente en todas las células del cuerpo. Sin embargo, cuando se tiene en demasía, el colesterol puede generar consecuencias adversas, en especial si se trata de colesterol LDL o colesterol "malo" como es popularmente conocido.

Este tipo de colesterol se encuentra abundantemente en las comidas ricas en grasas. Tales como las carnes, embutidos, frituras, leche y sus derivados, aunque otros alimentos como la palta, el aceite de oliva y pescado aportan colesterol HDL o colesterol "bueno".

Pero no solo la dieta incide en la creación excesiva de colesterol, el sedentarismo también se traduce en exceso de colesterol hipercolesterolemia. En este sentido, la obesidad suele dificultar la actividad física, generando un círculo vicioso de sedentarismo, obesidad e hipercolesterolemia.

Por último, el colesterol puede acumularse en las arterias, lo cual genera dificultad en el flujo sanguíneo, acarreando un alto riesgo de sufrir problemas cardiovasculares como la formación y desprendimiento de coágulos sanguíneos.

5. Hígado graso

El hígado graso se ha convertido en una de las enfermedades hepáticas no alcohólicas más comunes. La razón de este incremento se debe a que el hígado graso tiene su origen en el exceso de grasa abdominal, común en las personas obesas, pues, la grasa sobrante se almacena en el hígado, causando inflamación, cicatrices y si no se trata a tiempo podría causar daños permanentes en el hígado.

No obstante, la condición y sus consecuencias, se pueden revertir siempre que se detecten antes de convertirse en cirrosis. Para ello, resulta indispensable que la persona pierda peso, disminuyendo así el exceso de grasa acumulada en el hígado.

6. Dolor muscular y articular

Ya se ha mencionado que el exceso de peso exige mayor esfuerzo del sistema musculoesquelético, asimismo en las articulaciones. Como resultado, quienes presentan obesidad sufren también de enfermedades tales como la artritis, la osteoartritis y otras enfermedades reumáticas.

Aunado a esto, se debe considerar que el tejido adiposo se constituye de células llamadas adipocitos. Por medio de distintos procesos metabólicos, estas microunidades transforman la glucosa en adipocina proinflamatorias. Este es un factor de gran peso en el desarrollo de diferentes enfermedades inflamatorias o autoinmunes que afectan las articulaciones y los huesos.

7. Diabetes y resistencia a la insulina

La diabetes es una enfermedad caracterizada por la presencia de glucemia elevada en la sangre normalmente a causa de la falta o deficiencia de insulina. Existen dos tipos de diabetes: la diabetes tipo 1 que es autoinmune y se presenta en la infancia o en la juventud temprana, su origen reside en factores genéticos o ambientales. No se relaciona con la obesidad ni se puede evitar modificando los hábitos de vida. Por su parte, la diabetes tipo 2 aparece mayormente a partir de los 40 años de edad, y sí está relacionada con el sobrepeso y la alimentación. También se relaciona a afecciones como la hipertensión y el colesterol elevado. Así, la diabetes eleva considerablemente el riesgo de un evento cardiovascular.

8. Depresión

Las personas obesas son más proclives a sufrir depresión. En primera instancia, usualmente presentan una autoestima baja, inseguridad, temor al rechazo y otros aspectos psicológicos que pueden afectar su conducta y desarrollo social y emocional. Muchas veces, llega a interferir en sus relaciones interpersonales, desempeño laboral e incluso derivar en problemas más complejos.

Sin embargo, no solo la carga psicológica de la obesidad es responsable de conducir a la depresión. El exceso de grasa corporal puede relacionarse a aspectos hormonales, además dificulta la realización de actividades físicas conducentes a la liberación de neurotransmisores como endorfina, serotonina y dopamina, responsables de la felicidad. También se debe tener en cuenta que el consumo excesivo de azúcares, grasas y carbohidratos afecta el sistema inmune y endocrino.

Por suerte, siempre se pueden hacer cambios que contribuyan a controlar el aumento de peso y los problemas de salud derivados. Desde luego, para ello, especialmente cuando se combina depresión con obesidad, se debe contar con la ayuda de profesionales que guíen el proceso hacia un estilo de vida más saludable.

La raíz del problema

La obesidad es un problema multifactorial, son muchas las causas que pueden llevar al organismo a acumular grasa de manera excesiva. Además, los factores desencadenantes pueden variar según la edad y el sexo de la persona. De manera general, se pueden señalar a los malos hábitos de alimentación, vidas sedentarias y la predisposición genética. Esto permite que basten algunos pocos cambios para ganar la batalla a la obesidad.

Alimentos ultraprocesados y comida chatarra

No cabe duda de que en el supermercado los alimentos procesados, ricos en sodio, azúcares y conservantes rebosan en los anaqueles. Esto se debe a que las personas compran asiduamente este tipo de productos, porque son fáciles de preparar y usualmente suficientemente ricos y nutritivos.

Sin embargo, estos no son de ninguna manera la alternativa más sana. Incluso los que puedan presentarse como "light" o "naturales" suelen contener grandes cantidades de compuestos químicos, pues, solo de esta forma se consigue que los alimentos se mantengan aptos para el consumo por un mayor tiempo. Por ejemplo, aquellos etiquetados como libres de azúcar suelen contener edulcorantes artificiales que, en muchos casos, causan daños de igual magnitud que el azúcar procedente de la caña.

De igual forma, los que contienen vegetales suelen someterse a extenuantes procesos que alteran la integridad de los alimentos y dejando sin efecto a muchas de sus propiedades. Todo esto se conjuga y crean consumidores con problemas de peso, pero que paradójicamente también se muestran insuficientemente nutridos. Además, consumir frecuentemente este tipo de comida es uno de los factores de riesgo más crucial cuando de problemas cardiovasculares se trata.

Poca o ninguna actividad física - Sedentarismo

Si bien, el día a día de muchas personas está repleto de actividades y cosas por hacer, no consiguen superar la cantidad de calorías consumidas. En especial quienes llevan una dieta altamente calórica llena de alimentos poco favorables. Como resultado, el organismo convierte el exceso calórico en grasa que va almacenando en zonas como el abdomen, brazos, piernas y cadera.

Esto se debe primordialmente a la naturaleza de muchas de las actividades que se realizan hoy en día. La mayor parte del día se pasa sentado, en la oficina, en el coche o frente a la televisión. Por consiguiente, pasear al perro o caminar hasta el subterráneo, no es suficiente para compensar tantas horas inactivas, se requiere una rutina de ejercicio diaria de al menos media hora.

Hoy en día el estilo de vida sedentario es la principal causa en aumento en los índices de obesidad. Esto tiene mayor incidencia que el consumo excesivo de calorías, aunque ambos son factores de riesgo importante.

Condiciones genéticas

No hay lugar a dudas, los hábitos alimenticios y el sedentarismo son las principales causas del sobrepeso y la obesidad en el mundo. Sin embargo, el componente genético también es determinante para muchas personas.

Hasta la fecha se conocen más de 100 genes relacionados con la obesidad. Muchos se relacionan con las señales de hambre y saciedad y otros con la metabolización de los alimentos en tejido adiposo y el gasto energético.

Por ejemplo, en algunos países de Latinoamérica se han identificado ciertos genes que afectan las células del hígado transportadoras de grasa. Así, quienes tienen esta carga genética son más propensos a padecer diabetes e hígado graso, así como a acumular grasa y ganar peso.

Repaso: El problema de la obesidad

1. La obesidad puede determinarse de diversas maneras, una de las más empleadas es el índice de masa corporal (IMC). Este se obtiene dividiendo el peso entre la estatura al cuadrado.

2. Otro valor importante es la circunferencia de la cintura. Mientras mayor sea esta medida, mayores son los riesgos de sufrir algunas enfermedades relacionados con la obesidad.

3. Entre las enfermedades asociadas a la obesidad se destacan aquellas de naturaleza cardiovascular, hipercolesterolemia, diabetes tipo II, depresión e hipertensión.

4. De manera general, la obesidad se origina en factores como la alimentación, el sedentarismo y las condiciones genéticas.

CAPÍTULO II:
¿CÓMO FUNCIONA NUESTRO METABOLISMO?

El término metabolismo es comúnmente usado por las personas. Sin embargo, muchas veces se usa incorrectamente, debido a que no se tiene claro de qué se trata. Lo más usual es escucharlo en el contexto de la obesidad y la alimentación, pues ciertamente está estrechamente relacionado con estos temas. No obstante, si no se entiende correctamente cómo funciona el metabolismo, será difícil sacar el máximo partido de la actividad metabólica del organismo.

En primera instancia, se entiende que el metabolismo es el proceso que el cuerpo lleva a cabo para convertir los alimentos que consume en energía para poder funcionar. Esto sucede a diario e implica un conjunto de reacciones químicas que toman lugar dentro de las células del cuerpo.

De esta forma, cada vez que consumes alimentos (proteínas, grasas e hidratos de carbono) estos son descompuestos en moléculas más pequeñas por las enzimas. El resultado de este proceso son los aminoácidos, ácidos grasas y azúcares que, distribuidas a través del torrente sanguíneo, serán absorbidos por las células del organismo. Esto es energía que puede ser liberada o almacenada para el futuro.

De acuerdo con esto, se pueden distinguir dos tipos de procesos metabólicos. El primero de ellos se conoce como anabolismo y la fabricación de tejidos corporales y reservas de energía. Y en segundo, el catabolismo que se encarga de la descomposición de tejidos y reservas de energía para emplearla como combustible. La velocidad de ambos procesos varía según las hormonas segregadas por el sistema endocrino. De allí que se pueda diferenciar entre metabolismos "lentos" y metabolismos "rápidos".

En todo caso, si el proceso se desarrolla sin problemas el buen estado de salud será fácil de alcanzar. De lo contrario, algunas funciones vitales podrían verse comprometidas, desde la respiración, digestión, circulación y el funcionamiento de todos nuestros órganos en general.

Mitos sobre el metabolismo

Dada su incidencia en el peso de la persona, así como en otras muchas funciones del organismo, han surgido diversos mitos entorno al metabolismo. La mayoría de estos aborda las maneras de poner la balanza metabólica a nuestro favor. Por ello, suelen enfocarse en la aceleración del metabolismo. Sin embargo, el desconocimiento sobre el tema ha llevado a interpretaciones erradas sobre la metabolización de los alimentos.

En consecuencia, muchos de los consejos que se pueden encontrar ofrecen resultados inútiles cuando de controlar el peso se trata. O peor aún, puede llevar a desequilibrios o a un funcionamiento inadecuado del organismo. En este sentido, algunos de los mitos más comunes a detectar son los siguientes:

- El metabolismo es determinado por la carga genética

Muchas personas consideran que el metabolismo está condicionado a los genes que se han recibido de los padres. Por tanto, bajo este paradigma, es inútil cuidar de nuestra alimentación o de la condición física. Sin embargo, pese a que sí existe un componente genético, este tiene un impacto menor al de los hábitos alimenticios y la actividad física.

Por ello, aun cuando algunas condiciones médicas como la enfermedad de Hashimoto o la diabetes pueden pasar de una generación a otro, será el estilo de vida quien determine el peso de la persona. Así, incluso si se padece alguna de estas condiciones médicas, es posible mantener un peso estable y adecuado.

- El picante acelera el metabolismo

Este es otro mito popular relacionado con la pérdida de peso y la asimilación de las calorías ingeridas, sobre el cual la evidencia científica señala cierta veracidad.

Pues, la capsaicina y otras sustancias presentes en alimentos como la pimienta, la cayena, el chile, el tabasco y la páprika, estimulan los receptores de calor en la piel.

De esta forma, no solo se percibe una intensa sensación de quemazón en la boca, sino además mayor irrigación sanguínea. La reacción del cerebro a tales estímulos es la misma a que si la temperatura corporal aumentara peligrosamente, por lo cual desencadena una serie de mecanismos que pondrán a prueba el supuesto aumento.

Esto abarca sudoración y dilatación de los vasos sanguíneos, entre otros esfuerzos que suponen un consumo extra de energía, es decir, un mayor gasto de calorías. Si bien se trata de un efecto temporal, puede contribuir favorablemente en metabolización de los alimentos ingeridos e incluso en la lucha contra el sobrepeso.

- Dormir bien por la noche es bueno para tu metabolismo.

Ciertamente, una buena noche de sueño no es la solución a los problemas de metabolización, pero sí reduce las posibilidades de que el cuerpo acumule grasa de más. Esto se debe a razones diversas, en primera instancia el cansancio dificulta que la persona se ejercite físicamente.

Además, y es este el aspecto más vinculado al metabolismo, cuando rutinariamente no se duerme suficiente se induce un desajuste hormonal, afectando la leptina y la grelina. Estas sustancias se encargan de regular el apetito y la sensación de saciedad, entonces nos sentimos hambrientos y comemos mayores cantidades.

Es por eso que las personas que no duermen suficiente tienden a consumir más calorías, aumentando casi inevitablemente de peso. Para evitar esto, lo aconsejable es dormir entre siete y nueve horas diarias.

- Comer pequeñas porciones de comida es mejor

La mayoría de las personas han escuchado que una buena forma de adelgazar es haciendo varias comidas pequeñas al día. Esto, en contraposición a las tres comidas tradicionales, se espera que "acelere" el metabolismo. Sin embargo, algunos estudios sugieren que esto no supone una diferencia sustancial en cuanto a la metabolización de los alimentos.

Al final del día lo importante es cuidar la cantidad de calorías consumidas vs. las calorías requeridas por el organismo para cumplir con todas sus funciones. Entonces, consumir 1000 calorías al día en seis comidas es lo mismo que comer 1000 calorías en una sola.

Vale la pena señalar que el cuerpo humano necesita de combustible (proveniente de la comida) de forma constante. Si esta no es proporcionada oportunamente, se pueden automáticamente activar los mecanismos encargados de almacenar energía (en forma de grasa) para el futuro. Como resultado se aumenta de peso, tal vez convenga incluir algunas meriendas que permitan satisfacer la demanda calórica cuando sea necesario. Desde luego, esto debe hacerse bajo la orientación de un especialista que establezca las cantidades, horarios y los tipos de alimentos a consumir.

- Cuando envejecemos el metabolismo se pone más lento

Este mito contiene una buena dosis de realidad, pues el metabolismo sí comienza a ponerse lentamente a medida que pasan los años. De igual forma, la capacidad del organismo para asimilar las grasas, proteínas y carbohidratos va cambiando con la edad.

En este sentido, se pueden identificar ciertos hitos, tales como la adolescencia, la llegada de los treinta y posteriormente los cincuenta y el paso hacia la tercera edad. Muchas de estas fases vienen acompañadas de cambios hormonales, lo cual hace el cambio metabólico más notorio en las mujeres, debido a que poseen un sistema endocrino más complejo.

Sin embargo, pese a los desajustes que se puedan experimentar, se puede encontrar el equilibrio por medio de una alimentación balanceada y entrenamiento físico regular.

- Aumentar la masa muscular te ayudará a bajar de peso

El músculo quema más calorías que el tejido adiposo, esto ha sido demostrado en diversos estudios. Conscientes de ello, las personas acuden al gimnasio con el único fin de aumentar sus músculos. Hacen pesas y se enfocan en rutinas de resistencia, haciendo a un lado el cardio y otros tipos de entrenamiento.

Sin embargo, el impacto de la masa muscular en la quema calórica es poco significativo, en especial si se tiene en cuenta que aun haciendo ejercicio de manera regular la cantidad de músculo a ganar representa solo un pequeño porcentaje del peso total, en definitiva, es insuficiente para estimular el metabolismo en la manera deseada.

Por último, se debe considerar que, en estado de reposo, órganos como el cerebro, corazón, riñones, hígado y pulmones representan la mayor parte del gasto de calorías. Pero esto no disminuye los efectos positivos del ejercicio físico en la salud física y mental.

- Enfermedades metabólicas

Como se ha señalado previamente, el metabolismo es un proceso utilizado por el cuerpo para producir y quemar energía a partir de los alimentos consumidos. Hay ocasiones en las que el metabolismo puede fallar como resultado de enfermedades subyacentes que precisan de un tratamiento adecuado para regular los procesos relacionados y evitar alteraciones en la salud.

- Hipertiroidismo e hipotiroidismo

Estas condiciones son extremos opuesto en la producción de las hormonas tiroideas, primordialmente la tiroxina.

En cuanto al hipertiroidismo resulta de la producción excesiva de las sustancias mencionadas como consecuencia de una actividad tiroidea por encima de lo normal.

Se caracteriza por un metabolismo basal acelerado, siendo uno de los síntomas más evidentes de la pérdida súbita de peso. También se presentan otros malestares como ritmo cardíaco acelerado, hipertensión, ojos saltones y la inflamación de la tiroides.

Por su parte, el hipotiroidismo sucede cuando el comportamiento de la glándula tiroides es exactamente el opuesto, produciendo una cantidad de hormonas inferior a la esperada, resultando en un metabolismo extremadamente lento. En consecuencia, el aumento de peso es frecuente, así como la fatiga, disminución del ritmo cardíaco y estreñimiento.

Sin duda alguna, la tiroides ocupa un papel protagónico cuando del metabolismo se trata. No solo puede ser causante de múltiples inconvenientes en relación a la acumulación de grasa, sino que, además, puede presentarse en sentido contrario. Pues, la obesidad es un factor de riesgo en el desarrollo de algunas afecciones de la tiroides, tales como cáncer de tiroides.

Esto se debe a que cuando existe sobrepeso, el organismo demanda mayor energía, lo que a su vez exige mayor actividad tiroidea. Asimismo, el exceso de grasa cambia la fisonomía de la región tiroidea, y genera resistencia a la insulina lo que también causa daño a la glándula en cuestión.

¿Es posible acelerar su metabolismo?

Como se ha podido ver hasta ahora, el metabolismo es un proceso esencial en el desarrollo humano. Este se ocupa de producir y quemar la energía necesaria para respirar, pensar, digerir los alimentos, hacer circular la sangre, regular la temperatura corporal y otros importantes aspectos del organismo.

Así, cada individuo tiene un metabolismo que funciona según las necesidades energéticas particulares. Tales requerimientos pueden depender de múltiples factores, pero siempre permiten manipular el metabolismo por medio de cambios en el estilo de vida. Esto a fin de favorecer la salud, y disfrutar de las bondades de una vida en bienestar.

Desafortunadamente, existen más mitos sobre cómo acelerar el metabolismo que prácticas que de hecho funcionen. Se han planteado tácticas poco realistas sobre los alimentos y su asimilación. Además, se crea la falsa sensación de estar quemando calorías, lo cual suele conducir a comer en exceso, produciendo un efecto contrario al deseado.

Conviene más, realizar una mirada introspectiva a las necesidades calóricas que se tienen. Así como a posibles síntomas de alguna alteración metabólica que requiera de atención médica. En caso de no poseer una condición particular que esté alterando la manera en la cual se asimila la comida, será posible "acelerar el metabolismo". Desde luego esto supone cambios permanentes en la alimentación y la actividad física diaria.

Para conseguirlo, los siguientes consejos generales pueden ser de utilidad:

- Desayunar. Saltarse el desayuno puede alterar el metabolismo, desacelerando.
- Consumir suficiente agua.
- Limitar el consumo de grasas a aquellas que provienen de fuentes saludables.
- Ingerir frutas y verduras diariamente.
- Realizar al menos media hora de actividad física al día.
- Dormir lo suficiente, entre 7 y 8 horas diarias.

Repaso: ¿Cómo funciona nuestro metabolismo?

1. El metabolismo del organismo se ocupa de convertir la comida ingerida en energía para el correcto desempeño del organismo.

2. La energía que no se usa se almacena en forma de grasa.

3. No hay evidencia científica de que el metabolismo pueda acelerarse o ralentizarse. Sin embargo, hábitos saludables favorecen su buen funcionamiento.

4. Las enfermedades metabólicas y el envejecimiento sí pueden hacer el metabolismo más lento o más rápido.

CAPÍTULO III:
¿CÓMO PERDER PESO DE MANERA CORRECTA?

En la actualidad, es mucha la información disponible sobre cómo perder peso. Cada día surge una nueva dieta milagrosa o un prodigioso gurú de la vida fitness. Sin embargo, es preciso partir del hecho de que no hay salidas rápidas cuando de controlar el peso se trata.

Un plan dietético puede proporcionar resultados favorables, pero al dejarlo y retornar a los hábitos regulares, se termina en poco tiempo por recuperar los kilos de más. Pues, tal como se ha señalado en apartados anteriores, solo un estilo de vida adecuada puede garantizar una adecuada salud física y mental.

Cuando se pretende eliminar el exceso de grasa, el primer paso será acudir a un especialista que valore el estado físico con sus necesidades específicas. Indudablemente esto conducirá a una modificación de los hábitos alimenticios. Basta con realizar algunos pequeños ajustes en relación a las cantidades, horarios y sobre todo en relación al tipo de alimentos que se ingiere.

En relación a la alimentación se debe considerar que cada organismo funciona de manera diferente, metabolizando los alimentos según sus necesidades y condiciones físicas particulares. Por tanto, las estrategias y trucos que pueden servir para una persona, no necesariamente brindarán resultados satisfactorios a otra.

Y no solo se deben vigilar los hábitos alimenticios, sino también de hábitos físicos. En la mayoría de los casos, es imposible perder peso sin la ejercitación adecuada, haciendo cualquier dieta absolutamente infructuosa. En otras palabras, es inútil controlar la ingesta calórica si no se procura quemar la grasa ya acumulada.

Por ello, incluir alguna rutina deportiva es indispensable y sumamente favorable.

Ten en cuenta tu edad

Cada etapa de la vida supone retos diferentes para mantenerse en forma. El ritmo de vida cambia, los requerimientos del organismo y la forma en que se asimila la comida. A los 20 años, salvo que exista alguna complicación médica, basta con trabajar en prácticas de alimentación sanas y mantener un estilo de vida activo. Sin embargo, es cosa común que ante una salud generosa, las personas obvien este tipo de consejos.

Por su parte, al llegar la década de los 30 años el metabolismo cambia, inicia la pérdida de masa muscular, la quema de grasas se vuelve más lenta y ganar peso resulta ser más fácil. Además, a esta edad se presentan signos de envejecimiento tales como arrugas y la caída del cabello, a la vez que los problemas metabólicos como el hipotiroidismo se hacen más comunes.

Por lo tanto, se hace necesario tomar medidas que permitan conservar la salud y prevenir el envejecimiento. Esto favorece la concientización de que hay que cuidarse. De hecho, existe una prevalencia de obesidad en esta etapa de la vida más que en cualquier otra.

Los treintañeros están más dispuestos que otros grupos etarios a dejar atrás los malos hábitos del pasado. Situación conveniente puesto que a esta edad es necesario reducir la ingesta de grasas, aumentar la carga proteica y hacer ejercicio cardiovascular.

Llegados los 40 la pérdida de masa muscular se acelera y se presentan importantes cambios hormonales, especialmente en las mujeres. Por tal razón, es preciso realizar cambios en el régimen nutricional. Estos cambios pueden ser más o menos importantes según el estado físico de la persona, así como de los hábitos que viene practicando.

Por ejemplo, las mujeres empiezan a percibir síntomas de osteopenia, debido a la falta de vitamina D3, por lo cual debe incrementar el calcio en la dieta y tomar suplementos de vitamina D3 para cubrir la carencia. También será necesario realizar ejercicios que fortalezcan los huesos, preferiblemente los de fuerza y flexibilidad, pues, la excesiva ejercitación cardiovascular conlleva a la pérdida de masa muscular.

Por su parte, los hombres, a esta edad comienzan a percibir los primeros indicios de andropausia con la disminución de testosterona. Como consecuencia hay pérdida de masa muscular, por lo que es muy importante trabajar la fuerza muscular y hacer mucho cardio. Además, deben cuidar mucho la acumulación de tejido adiposo alrededor de la cintura, debido a que esto supone un riesgo en padecimientos cardiacos, diabetes e hipertensión.

En cuanto a la alimentación, es aconsejable, tanto para hombres como para mujeres, que incrementen el consumo de proteínas, manteniendo el balance con otras fuentes de energía como carbohidratos integrales, frutas y verduras.

Una vez se ha alcanzado el medio siglo de vida, el metabolismo se ha ralentizado, dificultando la producción de energía necesaria para el óptimo funcionamiento del organismo. Así, junto a las necesidades metabólicas también cambia la composición corporal.

Si bien, las dificultades para perder peso son similares a las de otras edades, existen nuevas trabas para ejercitarse. Tales como limitaciones en la movilidad (artrosis, artritis, osteoporosis) y la aparición de otras enfermedades primarias (cardiopatías, problemas respiratorios).

Tanto en hombres como en mujeres se hace necesario llevar una dieta balanceada, libre de productos procesados, sodio, conservantes, azúcares y grasas, manteniendo la proporción de proteínas para alimentar la masa muscular. Desde luego, el entrenamiento físico debe realizarse a diario, con ejercicios de fuerza y cardio. También se hace necesario incorporar ejercicios de movilidad para fortalecer el equilibrio y la flexibilidad, algunas alternativas son yoga y tai-chi.

Cuidado con las dietas milagrosas

Las dietas milagrosas se caracterizan por proporcionar soluciones mágicas para el exceso de grasa. A esto se suma un nombre atractivo que aparece oportunamente solo unas semanas antes del verano o las festividades.

Además, este tipo de régimen dietario suele basarse un único alimento o grupo de alimentos. Por ejemplo, la dieta de la piña, la dieta de la sopa o la dieta proteica. En definitiva, el sueño de toda persona con obesidad, perder peso rápidamente y sin esfuerzo.

Sin embargo, si lo que se busca es adelgazar de manera saludable y sin riesgos, lo mejor es mantener distancia de este tipo de dietas. Pues, aun cuando estas alocadas propuestas no implican más de unos pocos días de dieta, es tiempo más que suficiente para afectar negativamente el metabolismo, incluso tiempo después de dejar las restricciones de la dieta.

El principal problema es que por lo general suponen un consumo inferior al requerido por el cuerpo para funcionar correctamente. En este sentido, si el requerimiento usual de calorías de un individuo promedio ronda por las 2000 calorías, muchas dietas milagrosas limitan el consumo diario a menos de 800.

Con esto no solo se dificulta la obtención de los nutrientes y minerales necesarios, derivando en condiciones como anemia o desnutrición, sino que, además, usualmente el hambre no es saciada. Estas cosas, no suceden cuando se sigue una dieta balanceada. Pues, no existen comidas prohibidas, ya que el cuerpo recibe los alimentos necesarios para funcionar bien, todos los grupos alimenticios en diferentes proporciones.

Adicionalmente, existen otras posibles complicaciones, por ejemplo, perder más de un kilo y medio a la semana puede conducir al desarrollo de cálculo biliares, especialmente si esto es una práctica regular. De manera similar, las dietas hipocalóricas incrementan el riesgo de padecer problemas cardiacos.

Si se consideran todos los riesgos existentes, no solo es indispensable alejarse de las dietas milagrosas, sino que además conviene acudir con un profesional antes de iniciar una dieta. De esta forma, se consigue una dieta personalizada, ajustada a las necesidades particulares de nuestro organismo.

El efecto rebote

Indiscutiblemente, quienes recurren a una dieta milagrosa, lo hacen porque desean perder peso con ella. Muchas veces se lleva tiempo intentando llegar a la talla ideal, pero por circunstancias diversas no se alcanza la meta. No obstante, los regímenes de este tipo no son sostenibles a largo plazo, puesto que como ya se ha comentado son perjudiciales para la salud.

Además, la intención de las personas suele limitarse a perder peso y una vez conseguido esto se olvidan de la estricta dieta para siempre, transcurrido poco tiempo después de abandonar ese plan alimenticio, se recupera el peso perdido, o peor aún se alcanza uno mayor.

Este fenómeno es conocido como efecto rebote, y se produce como consecuencia de restringir el consumo de alimentos. Durante el periodo a dieta, el organismo reduce su consumo de calorías para ajustarse a la cantidad de energía disponible. Pero una vez se retorna a los hábitos normales, este tiende a almacenar mayores niveles de grasa a fin de reponer lo perdido a lo largo de lo que el cerebro interpreta como una época de austeridad.

Errores más frecuentes al intentar perder peso

En ocasiones se inicia la batalla contra el sobrepeso y la obesidad, se toman medidas adecuadas, se siguen todos los pasos y aun así la grasa no se va. Entonces llega la desmotivación, o la falsa creencia de que perder peso es muy complicado.

La mayoría de las veces el estanque ocurre debido a ciertos errores que hacen difícil, y a veces imposible, adelgazar. Sin embargo, si se conocen y se evitan estos pequeños fallos, será mucho más sencillo deshacerse de esos kilos de más.

En este sentido, lo más conveniente es siempre antes de embarcarse en la travesía de perder peso, acudir con un dietista o nutricionista. Estos profesionales conocen todos los desaciertos que se pueden cometer y ofrecen una guía sólida que facilitará el hacer las cosas bien.

Para facilitar un poco las cosas, se puede comenzar por evitar los siguientes errores comunes:

- Marcarse objetivos inalcanzables

Perder peso de manera sostenible y saludable, supone tiempo y dedicación. Perder diez kilos en una semana no es una meta realista. En primer lugar, es muy probable que no se logre, lo que generará sentimientos de decepción y frustración que desmotivan, llevando a desistir, y pero aún a retomar los malos hábitos.

Por otro lado, la única forma de cumplir con semejante propósito es por medio de regímenes peligrosos y nocivos para la salud. Además, los resultados que se obtienen por este tipo de métodos (dietas milagro, pastillas y elixires) no son permanentes, después de un tiempo llega el efecto rebote.

Es necesario recordar que bajar de peso exige algunos cambios reales en el estilo de vida, así como un mínimo de esfuerzo y dedicación. No existen soluciones mágicas. A corto plazo una dieta y ejercicio pueden no proporcionar el resultado deseado, pero a la larga se consigue un beneficio duradero tanto en la imagen como en la salud. Lo ideal es entonces, establecer una meta real, específica y medible con un tiempo límite razonable en semanas o meses.

- Descuidar lo que se bebe

Frecuentemente cuando se sigue un plan alimenticio, se presta atención a los alimentos sólidos, contando calorías y revisando la cantidad de carbohidratos y proteínas a consumir, y muchas otras precauciones. Sin embargo, en torno a las bebidas hay una enorme indiferencia. Como resultado, se toman bebidas llenas de azúcar, smoothies, zumos y hasta sodas, que fácilmente pueden echar por tierra el esfuerzo realizado. Además, está el hecho de que las calorías líquidas no disminuyen el apetito como lo hacen las calorías de los alimentos sólidos, y por consiguiente no se logra saciar el hambre, aún si bebes mucho.

- Obsesionarse con el peso que marca la báscula

Desde el primer momento en que se comienzan a hacer cambios en el estilo de vida, se empieza también a soñar con llegar a la meta. Anhelamos bajar de peso y ver en la báscula la cifra deseada. Sin embargo, como ya se ha mencionado no existe manera saludable de adelgazar rápidamente.

Seguramente esos kilos de más que tienes te ha tomado tiempo acumularlo, no es algo que ha sucedido de un día para otro, y lastimosamente, perderlos tomará al menos un periodo de tiempo similar. Por ello, es necesario ser paciente y no obsesionarse con el número que marca la báscula.

Puede resultar más alentador fijarse en otros pequeños indicadores de que el cambio de hábitos está funcionando. Por ejemplo, uno de los primeros indicios de que la dieta está dando resultados es sentirnos menos hinchados, menos pesados. Asimismo, la ropa eventualmente comenzará a sentirse menos apretada.

No obstante, la herramienta más confiable para seguir los progresos obtenidos es la cinta métrica. Medirse mensualmente ayuda a llevar un registro fidedigno, también es buena idea tomar fotos usando la misma ropa para constatar el antes y el después.

- Ignorar las etiquetas

No prestar atención a las etiquetas de los productos que consumes puede hacer que consumas muchas calorías más de las que debes. Además, los alimentos procesados contienen una gran cantidad de aditivos muy perjudiciales para tu salud. Por lo tanto, es muy importante que leas muy bien los ingredientes de los productos que compres.

Los alimentos procesados pueden ser una las mayores causas de obesidad y de otros problemas de salud. Intenta consumir alimentos «enteros», como una manzana, una zanahoria o espinaca, en vez de alimentos muy procesados como los paquetes de pasta precocinada o las salsas ya hechas.

- Fiarse de los alimentos light

Los alimentos light son por definición bajos en grasa, por ello quienes buscan reducir su peso, suelen consumirlos con frecuencia. Pero, lo que muchas veces se omite o desconoce es que no suelen ser 100% libres de grasa, además son productos altamente procesados. Por otra parte, al reducir la proporción de grasa, también se pierde parte del sabor. Para compensar este hecho se incorpora sal, azúcar y almidón en cantidades superiores a las contenidas en los productos regulares. Por todo esto, los alimentos light no tienen lugar en el marco de una alimentación saludable.

Otro inconveniente con los alimentos light es que dan la sensación equivocada de que se puede consumir sin restricciones. En consecuencia, se consume porciones más generosas de estos alimentos, incrementando la posibilidad de exceder el número de calorías recomendadas. Ni hablar de las barritas y batidos diseñados para sustituir comidas enteras, esto no contribuye en la determinación de eliminar la grasa.

Además, son contrarios a lo que una dieta balanceada supone. Así, en lugar de comidas light o barritas, se aconseja preferir alimentos más nutritivos, mínimamente procesados o aún mejor preparados en casa. Pero si se opta por ello, entonces conviene fijarse en la etiqueta, a fin de verificar el valor y la calidad nutricional. Este ejercicio puede aplicarse con cualquier alimento procesado.

- Centrarse en un único grupo de alimentos o nutriente

Un grave error, propio de las dietas mágicas, es enfocarse en un nutriente concreto. Por ejemplo, seguir un régimen libre de hidratos de carbono, tal como lo propone la dieta Dukan o consumir exclusivamente proteínas como la dieta Pronokal. Es indispensable traer a colación lo anteriormente expuesto, el cuerpo humano requiere de los distintos grupos de alimentos.

Consumir alimentos de solo unos grupos o de un solo grupo, siempre deja secuelas por la falta de algunos nutrientes. Conviene entonces, dejar de fiarse de este tipo de regímenes y dedicarse a comer de manera balanceada y en las proporciones correctas.

- Ignorar lo que dice tu cuerpo

En la actualidad son muchos los trucos y consejos sobre la pérdida de peso disponible, basta un simple vistazo en la web para conseguir toneladas de información sobre el tema. En este sentido, una de las recomendaciones más habituales es hacer más de cinco comidas pequeñas al día.

Pero, muchas veces llega la hora de la siguiente comida y no se tiene hambre, sin embargo, comer sin hambre conduce a sentir cada vez más hambre, lo cual es indudablemente contraproducente para el fin de perder peso. De igual manera, aguantar las ganas de comer, ya que esto causa que se llegue demasiado hambriento a la siguiente comida, consumiendo grandes cantidades de alimentos y por tanto incrementando el consumo de calorías.

- Limitar el entrenamiento al cardio

Correr, los aerobics y andar en bici son indiscutiblemente excelentes ejercicios para bajar de peso. Pero más allá del cardio, existen otras alternativas igualmente efectivas y muy necesarias para complementar la rutina física. En este sentido, los ejercicios de fuerza deben incluirse si se quiere fortalecer los músculos y tonificar algunas partes del cuerpo.

En condiciones como las afecciones de la glándula tiroides el cardio en exceso está contraindicado. Además, realizar la misma rutina por un largo periodo hace que esta pierda efectividad. Por tanto, lo mejor es variar entre ejercicios de cardio y fuerza, por ejemplo, un día se lleva a cabo un entrenamiento cardiovascular y al día siguiente uno de fuerza. Asimismo, se recomienda realizar rutinas variadas e incluir nuevos ejercicios regularmente.

- No consumir suficiente fibra

Aunque la fibra no ayuda directamente a la pérdida de peso cumple algunas funciones importantes. Por ejemplo, la fibra soluble brinda sensación de saciedad, reduciendo la cantidad de comida que se ingiere, y en consecuencia favorece la pérdida de peso. También favorece el movimiento intestinal, conllevando a que no se absorban tantas calorías.

No hay lugar a dudas, una dieta alta en fibra es fundamental en un estilo de vida saludable. Sin embargo, es importante evitar el errado mito que confiere a los alimentos ricos en fibra la capacidad de quemar grasa, tampoco se debe creer que consumir fibra por sí sola será suficiente para perder peso.

- Motivación interior

La motivación es la mejor garantía de que se llegará a la meta. Ninguna razón o fuerza exterior podrá mantenernos fieles a los nuevos hábitos. Frecuentemente los médicos indican a sus pacientes que deben cambiar su estilo de vida, mejorar su alimentación y hacer más actividad física, señalan y hacen énfasis en los riesgos implícitos de realizar tales modificaciones.

Sin embargo, rara vez estas indicaciones conllevan a un cambio significativo. Las personas tienen más éxito adelgazando cuando la decisión de cambiar proviene de motivos personales. Por tal razón, identificar lo que nos motiva es clave cuando de perder peso se trata.

Entonces, con papel y lápiz en mano, conviene que te preguntes lo siguiente: "¿Por qué quiero perder peso?", luego de esto cuestiona cada una de las respuestas hasta dar con el motivo más profundo y personal, incluso podrían existir más de una razón principal. Una idea que puede ser de utilidad, es hacer una lista de las cosas importantes en relación a perder peso. Por ejemplo, algunas razones podrían ser la salud, lucir bien, buscar un embarazo o tal vez volver a utilizar aquel pantalón que nos queda genial.

Además, se ha de indagar el aspecto emocional, ¿Cómo nos hace sentir tener esos kilos de más? Es posible que no nos sintamos a gusto con ellos, que aun cuando no se vean mal, generen otras molestias al realizar alguna actividad física, al comprar ropa o que solo la sensación de pesadez sea motivo de incomodidad.

Es importante asegurarse de que las razones que impulsen el cambio hacia un paradigma más saludable, sean solo nuestras. Complacer a los demás, encontrar parejas o la aceptación social no causarán el mismo fervor que una razón propia, por muy simple que esta pueda ser.

En general, se descubrirá muy fácilmente que muchos motivos se relacionan con el reconocimiento, el placer y la vanidad. Sin embargo, también existen otros más de mayor trascendencia como fortalecerse para poder disfrutar plenamente con la familia, reforzar la confianza y el amor propio, o mejorar el desempeño físico.

Indistintamente de los motivos que se tengan, lo más importante es que estos se ubiquen en nuestro rango de acción o influencia. Desear bajar de peso para que alguien se enamore de nosotros, puede resultar en frustración. Pues, es algo que no depende de uno mismo, sino que depende de un factor externo que no es posible controlar. Si no se alcanza este deseo de tener pareja, aun cuando se haya adelgazado, se percibirá como una derrota. Esta sensación de haber fracasado quedará registrada en la psiquis, entorpeciendo la pérdida de peso en el futuro.

Entonces, es indispensable que las motivaciones sean claras y se encuentren dentro de nuestro espectro de influencia. De esta manera, será más simple mantener el interés a lo largo del tiempo, haciendo permanente los cambios y sus resultados favorables.

- Establecer un compromiso

Un adecuado nivel de compromiso fomenta la disciplina y evita las perjudiciales fluctuaciones y la consecuente desmotivación. En definitiva, un elemento clave cuando de instaurar un nuevo estilo de vida se trata, es que se puedan sostener las nuevas conductas en el tiempo. Esta es la mejor manera de mantenerse en el peso correcto ahora y en el futuro.

En este sentido, cambiar los hábitos que nos han acompañado durante años y muchas veces toda la vida, requiere mucha energía mental y física. Por esta razón, se aconseja realizar un plan por escrito, al cual recurrir cuando olvidemos el camino a seguir.

En primer lugar, este plan debe contener los alimentos permitidos y sus proporciones, así como los horarios para comer y alimentarse. Eso sí, recordando en todo momento que lo principal será escuchar al cuerpo. Además, debe contar con el visto bueno de un especialista en nutrición.

Por otra parte, es indispensable incluir posibles barreras como las festividades y otras temporadas donde la tentación se torna mayor. Asimismo, es importante considerar aquellos aspectos que por su carga de estrés puedan hacernos flaquear, por ejemplo, problemas financieros o conflictos interpersonales.

Si bien, estas contrariedades no desaparecerán, al reconocerlas será más sencillo establecer medidas de control. De acuerdo con lo anterior, es importante recurrir a factores que fortalezcan la motivación cuando surjan las tentaciones. Esto puede ser notas y fotos en forma de recordatorios referentes a la meta o las razones por las cuales se están haciendo los cambios.

En definitiva, establecer un compromiso favorece la disciplina, pero esto no nos hace infalibles. Por ello, otra estrategia prudente consiste en vaciar la nevera, la despensa y la casa entera de cualquier alimento que sea contrario al nuevo patrón de comida saludable.

Otro factor a considerar es el establecimiento de pequeñas metas o hitos en el camino a seguir. Por ejemplo, si la meta general es bajar 4 tallas, ¿en cuánto tiempo se espera bajar la primera talla? Esto reforzará el sentido del logro y la motivación. Finalmente, cuando el plan a seguir esté completo, solo es cuestión de poner fecha de inicio y ponerlo en práctica.

- Mantener una perspectiva de largo plazo

Este es un punto que no se debe perder de vista en ningún momento. Consumir alimentos saludables y hacer ejercicio solo durante algunas semanas o incluso unos pocos meses, no es suficiente si se desea permanecer en un peso correcto. Los cambios deben pasar a formar parte de la rutina regular. De lo contrario tan pronto como se abandone las costumbres saludables, la grasa regresará.

Para lograr una mejor adaptación y evitar el abandono de buenos hábitos alimenticios, conviene introducirlos uno a uno en lugar de todos a la vez. Por ejemplo, si entre los cambios a realizar se encuentran dejar el azúcar, ejercitarse a diario y dormir siete horas diarias, lo adecuado es comenzar con uno a la vez.

De esta forma, se facilita la adecuación al nuevo estilo de vida. De hecho, algunos estudios sugieren que se requieren al menos 21 días consecutivos para crear un hábito. En consecuencia, se aconseja llevar a cabo el primer hábito, dejar el azúcar, por ejemplo, durante al menos tres semanas continuas antes de pasar al siguiente hábito.

Por otra parte, es importante dejar espacio para caer y levantarse. Pues, dado que se están cambiando comportamientos importantes, es posible flaquear de vez en cuando. Pero en lugar de tirar la toalla simplemente se inicia de nuevo al día siguiente. Lo importante es no rendirse.

- Usar todas las herramientas disponibles

Cada día existe mayor conciencia sobre la importancia de llevar un estilo de vida saludable. Se consiguen más alternativas de alimentación baja en grasas y azúcar, y sin embargo los productos procesados siguen dominando el mercado, lo natural ha perdido terreno. Asimismo, el sedentarismo empieza a verse como un camino pernicioso, a la vez que se fomentan la ejercitación física.

Este nuevo paradigma ha derivado una mayor disponibilidad de herramientas que pretenden contribuir a la consecución de una vida equilibrada. Una clara muestra de esto es el ámbito tecnológico, donde se pueden evidenciar todo tipo de aplicativos para la vida fitness, desde pulseras inteligentes hasta aplicaciones para el móvil que ofrecen conteo de pasos, calorías, distancias recorridas, entre otras.

De igual manera, en la mayoría de las ciudades se encuentran muchas opciones en gimnasios y centros deportivos. Así como, más profesionales dispuestos a ayudar a los interesados en el camino hacia una buena condición física, tales como entrenadores personales, coaches deportivos, y los profesionales pertinentes de la salud.

También, hoy día se encuentran más prácticas deportivas combinadas que pretenden optimizar la manera de quemar grasa. En definitiva, se trata de buscar entre las muchas oportunidades las soluciones que mejor se adapten a nuestras necesidades y preferencias.

- Entorno saludable y seguro

Pese a que en muchos sentidos se observa una mayor propensión a cuidar de la salud por medio de la alimentación y el entrenamiento físico, aún existen un sinfín de señales que invitan a comer comida chatarra o a tumbarse en el sofá a mirar la televisión. Muchos de estos afectan las muchas decisiones alimenticias que se deben tomar cada día, llevando a que inconscientemente se prefieran las alternativas menos convenientes.

Por ello, un entorno que facilite el comer sano, en relación a esto son muchos los aspectos a considerar, desde la disposición de la cocina, el tamaño de los platos, las personas con las cuales se comparte en el día a día y la proximidad con algún restaurante, entre otros.

Todo esto puede dificultar que se lleve un control real sobre los alimentos que se ingieren. Se debe tomar mayor consciencia de estos aspectos, por ejemplo, comer en platos de menor tamaño conducirá a comer menos y llenar el refrigerador de comida baja en grasa o preparar las comidas de la semana, promoverá una mejor ingesta calórica.

- Red de apoyo

Cuando se trata de bajar peso, nunca estamos solos. Por una parte, en el mundo hay millones de personas intentando bajar de peso en este mismo momento. Es muy probable que algún familiar, amigo o compañero de tu trabajo esté persiguiendo el mismo objetivo, y unirte a ellos es siempre una buena idea.

El camino hacia la salud física es más fácil si se cuenta con uno o varios compañeros de viaje. Se ha demostrado que cambiar hábitos de este tipo es más fácil si se realiza en grupo. Llegarás mejor a tu meta con el soporte de una comunidad que persiga los mismos objetivos que tú, búscala y únete, si no la encuentras, créala tú mismo.

Por su parte, el apoyo de la familia, aun cuando no compartan el mismo propósito, es igualmente importante. Pues, el apoyo de quienes nos rodean resulta clave en la adherencia de los hábitos deseados a largo plazo. Comunicarles los objetivos que se tienen y solicitar su apoyo y respaldo puede marcar la diferencia.

De igual manera, conviene alejarse de quienes, por el contrario, consideran que este tipo de cambios son innecesarios. Así como de aquellos a los que le parece aburrido salir con alguien que no bebe y evita las grasas. Pues, probablemente estas personas estarán deseosas de que los demás se unan a ellos en la ingesta de alimentos poco saludables.

No obstante, si bien el apoyo de otras personas puede ser de gran ayuda, la responsabilidad de perder peso es solo nuestra. Es preciso prepararse para convivir con personas que no siguen un régimen saludable, y por tanto comen todo tipo de alimentos que pueden resultar tentadores. Para evitar este tipo de escenarios, lo mejor es buscar aliento en individuos que sean conocidamente empáticos y positivos.

- Consulta a un profesional

Muchas veces perder peso se presenta como algo sumamente difícil y complejo. La principal razón es que se ignora el alcance de las diversas variables que influyen en este proceso. Adelgazar no supone lo mismo para una persona de 30 años que para otra que supere los 50 años, o un individuo con sobrepeso y otro con obesidad.

Así, la cantidad y tipo de ejercicios, el régimen dietario o la determinación del peso y talla ideal son aspectos que no se pueden determinar a la ligera. Por ello, estas son tareas exclusivas de un nutricionista o dietista. Solo un profesional de esta naturaleza podrá diseñar un programa de entrenamiento y plan nutricional indicado para cada caso.

De esta forma, se obtiene una ruta específica para adelgazar según las condiciones particulares de nuestro organismo. Esto ayudará a obtener resultados en menos tiempos, así como a fijar los hábitos necesarios. Además, se debe considerar que en caso de que se padezca alguna enfermedad determinada se puede precisar de otros expertos como un endocrinólogo, un cardiólogo o un ginecólogo por mencionar algunos.

Repaso ¿Cómo perder peso de manera correcta?

1. Existen diversos indicadores que por su particularidad medible sirven para señalar la evolución que vas alcanzando con la implementación de los nuevos hábitos.
2. No existen soluciones rápidas en el camino de la pérdida de peso.
3. Debes establecer metas claras y realistas, así como comprometerte a cumplirlas.
4. La disciplina y la fuerza de voluntad por sí misma pueden fallar, por ello debes garantizar un entorno seguro y propicio para la implementación de tus nuevos hábitos. También es recomendable que mantengas distancia de restaurantes, fiestas y personas que puedan doblegar tu fuerza de voluntad y conducirte a la tentación.
5. Es más sencillo perder peso si cuentas con el apoyo de otras personas. Te conviene buscar dicho apoyo en la familia, los amigos y comunidades que compartan la intención de perder peso.

6. Existen muchas herramientas, algunas relacionadas con la tecnología, que te pueden contribuir en el proceso de adelgazar.

7. Una perspectiva a largo plazo es necesaria, celebra cada hito que cumples, pero siempre poniendo todo el esfuerzo en la meta final.

8. Es estrictamente aconsejable que consultes a un profesional de la nutrición antes de tomar cualquier decisión en relación a la alimentación, al entrenamiento físico y a las consecuencias emocionales que puedas experimentar.

CAPÍTULO IV:
BUENOS HÁBITOS ALIMENTICIOS

De la misma forma en que un automóvil precisa de combustible, el cuerpo humano requiere alimentos, así como, ejercicios y una buena actitud mental, para mantenerse sano. Sin estos requisitos le será imposible desarrollarse plenamente, funcionar bien o tan siquiera mantenerse saludable. De allí que los buenos hábitos alimenticios sean tan importantes.

En este sentido, se debe entender por buenos hábitos alimenticios aquellos que fomentan el consumo de todos los nutrientes, vitaminas y minerales necesarios para el correcto funcionamiento del organismo. Estas costumbres adecuadas de alimentación se relacionan con la salud física y mental.

Mientras que su contraparte, los malos hábitos alimenticios, están asociados a un sinfín de enfermedades, desnutrición y de manera alarmante a la obesidad. Así, una dieta pobre en nutrientes supone mayores riesgos para la salud. No obstante, cuando se escucha la frase "pobre en nutrientes", se piensa mayormente en pobreza y hambre, pero en realidad también es un problema de quienes tienen estabilidad económica.

La comida chatarra y los productos ultraprocesados son los grandes responsables de esta paradoja. Pese a que sacian el hambre, este tipo de productos no cubre los requerimientos nutricionales del cuerpo. La razón de esto es que tales alimentos se componen en mayor medida por grasas, azúcares y almidones.

Por lo tanto, cuando se eligen estos productos sobre otros de origen natural y de mayor calidad nutricional, se está decidiendo indirectamente el futuro de la salud propia. Se puede, entonces asegurar que llevar una dieta saludable tiene un alcance mucho mayor que simplemente reducir o mantener una apariencia esbelta.

Consecuencias de los malos hábitos alimenticios

Cambiar los hábitos alimenticios no suele ser una tarea fácil, pero no cabe duda de que vale la pena el esfuerzo. Pues, los beneficios de alimentarse de forma adecuada trascienden la salud física, impactando en el bienestar general en más de un aspecto.

En este sentido, conviene saber que son muchos los males que deja a corto y a largo plazo las dietas poco armoniosas. Así, entre algunos de los aspectos negativos que pueden afectar a quienes no comen adecuadamente, entre ellos se destacan los siguientes:

Sobrepeso

Si la mala alimentación es uno de los más temibles factores de riesgo en relación a la obesidad, es fácil suponer que alimentarse bien tiene importantes efectos en el sentido contrario. Así no solo ayuda a prevenir los kilos y tallas de más, sino que además contribuye a revertir el sobrepeso.

En este mismo orden de ideas, una correcta alimentación contribuye en la prevención de otras patologías, mayormente asociadas a la obesidad, tales como hipertensión, diabetes tipo II, enfermedades coronarias, entre otras afecciones.

Cambios de humor

La cantidad y calidad de las comidas que se hacen a lo largo del día, afectan el azúcar en la sangre. En consecuencia, consumir alimentos con elevado índice glucémico incidirá en el organismo, generando euforia que posteriormente se convertirá en aletargamiento como resultado de la insulina segregada por el organismo como respuesta al incremento en los niveles de azúcar.

Como resultado final, la persona mostrará signos de irritabilidad y de mal humor. Estos cambios son más notorios cuando se come de manera descontrolada, especialmente si se opta por alimentos ricos en azúcares refinadas como galletas, panes, sodas y caramelos.

Por ello, comer alimentos libres de azúcar refinada como frutas, vegetales, nueces y comidas preparadas en casa, suponen una reducción en los inexplicables cambios de humor de algunas personas. Además, en ausencia de esta situación perjudicial, se percibirá mayor energía y vitalidad.

Adicción a la comida

La adicción a la comida suele manifestarse por medio de comportamientos como la ingesta compulsiva de comida, mayormente en forma de picoteo, atracones y el consumo exagerado de determinados alimentos. En el último caso, puede darse de manera secreta por vergüenza o temor a ser descubiertos.

Una vez se padece el tratamiento de estos trastornos es complejo y requiere de un equipo multidisciplinario de profesionales de la salud. Sin embargo, su prevención es muy sencilla. En gran medida se trata de comer conscientemente, esto es ingerir alimentos solo cuando el cuerpo lo necesita y no cuando la ansiedad o los factores emocionales inducen una falsa sensación de hambre.

Patologías diversas

Alimentarse mal suele llevar a la obesidad, de lo cual se generan muchas otras peligrosas enfermedades. Entre las más comunes se destacan la diabetes tipo 2, la hipertensión y los problemas del corazón. Todos y cada una de las cuales resultan potencialmente mortales.

A su vez comer en exceso puede llevar a inconvenientes intestinales, hígado graso y otros problemas propios del aparato digestivo.

Envejecimiento prematuro

Este es un aspecto que pocas veces se asocia con la mala alimentación, sin embargo, son varias las razones por las cuales los malos hábitos al comer inducen el envejecimiento prematuro.

En primera instancia, los alimentos excesivamente procesados carecen de los nutrientes necesarios para el buen funcionamiento de los órganos y sistemas que conforman el cuerpo humano. Por tal razón, este debe esforzarse de más para compensar la falta de buen combustible. A la larga esta situación causa un desgaste general que deriva en una apariencia general de envejecimiento.

Por otra parte, las frutas, vegetales, carnes y demás alimentos en su estado natural contienen sustancias antioxidantes, las cuales disminuyen el impacto causado por los factores medioambientales sobre el cuerpo. Como resultado, una dieta rica en alimentos orgánicos conlleva a una mejor apariencia física.

Por otra parte, existe evidencia científica de que el exceso de azúcar afecta la producción de compuestos como el colágeno, dificultando la regeneración de la piel, el crecimiento del cabello y otros procesos necesarios para una imagen lozana.

Malnutrición y falta de energía

A diferencia de las frutas y los vegetales, las comidas procesadas tienen muy poco valor nutricional. La ingesta frecuente de este último tipo de alimento conlleva a estados de anemia y desnutrición. En consecuencia, al cuerpo le falta la energía para realizar las actividades cotidianas.

Esto, además, vuelve a la persona más propensa a pescar virus y enfermedades, pues la falta de nutrientes impide el correcto funcionamiento de los diversos mecanismos del cuerpo, entre ellos el sistema inmunológico.

Dieta equilibrada

Una dieta equilibrada se caracteriza por su variedad, es decir, contiene alimentos de todos los grupos. A diferencia de las dietas enfocadas en la inclusión o eliminación absoluta de uno o más grupos, una dieta saludable los contiene todo y varía solo las cantidades de cada tipo de alimento.

Así, una dieta balanceada no prohíbe ningún alimento, incluso un antojo dulce de vez en cuando es aceptable. De esta forma, se obtienen todos los nutrientes necesarios para que el organismo funcione al 100%, e incluso se favorece la estabilidad emocional.

Aunque, se debe tener en cuenta que las proporciones de cada grupo pueden variar según algunas condiciones y particularidades de cada persona. Por ejemplo, una persona con hipertiroidismo debe cuidar la cantidad de yodo en su dieta en mayor medida que quienes no tienen esta condición. Por ello, su ingesta de cada grupo de alimentos será diferente.

Ahora ya sabemos que es posible comer de todos los grupos, pero ¿qué contiene cada grupo? Bueno, la verdad es que a lo largo de la historia distintos autores han clasificado los alimentos de diversa manera. Ninguna está mal o bien, solo obedecen a criterios diferentes.

Sin embargo, la clasificación que se explica a continuación es una de las más simples e intuitivas, lo cual facilita su comprensión al momento de organizar las comidas y los planes de alimentación.

Féculas: patatas, arroz, legumbres, cereales

Este grupo abarca el pan, las patatas, la pasta, el arroz, las legumbres y todos los cereales. Todos estos se componen mayormente de carbohidratos y se caracterizan por su cuantioso aporte energético.

En consecuencia, son muy necesarios para afrontar las actividades del día a día. Aunque deben consumirse con cierta moderación, teniendo siempre en cuenta las necesidades calóricas. Lo recomendable es consumir alguna fécula en cada comida, sin superar las 6 raciones diarias.

Además, deben preferirse siempre en versiones integrales, ya que de esta forma se obtiene la misma cantidad de energía, pero con el extra de la fibra y algunas vitaminas y minerales.

Frutas y verduras

Estas contienen una larga cantidad de minerales, vitaminas, oligoelementos y antioxidantes, además aportan una importante cantidad de agua y fibra alimentaria. En especial las frutas pueden contener alguna cantidad de azúcar, teniendo un mayor o menor índice glicémico según la fruta que se elija. Aunque en líneas generales se puede hablar de un valor energético bajo.

Dada su diversidad, se aconseja variar su consumo, a fin de aprovechar los aportes nutricionales de cada tipo de fruta. Además, es preferible comerlas crudas y enteras para aprovechar al máximo los beneficios de cada fruta o verdura. En cuanto a las proporciones, se sugiere dos raciones de verdura y tres de frutas al día.

Lácteos

Acá se encuentran la leche y todos sus derivados, tales como el yogurt y los distintos tipos de queso, su principal aporte son calcio y proteínas animales. También se ha identificado una importante cantidad de vitamina B12 en este tipo de alimentos. No obstante, se debe estar atento al contenido de sal o grasa, ya que varía de un producto lácteo a otro.

Si bien, su consumo se aconseja durante toda la vida, es en la etapa de embarazo, en la infancia y superados los 60 años, cuando más necesario se hace. Su consumo debe hacerse en dos o tres raciones diarias de 250 mililitros cada una.

Carnes, pescado y huevos

Estos son los responsables del máximo aporte proteico, son ricos principalmente en hierro, aunque también disponen de otras vitaminas y minerales. Su consumo no se requiere de manera diaria, aunque si se sigue una dieta vegana o vegetariana, se debe sustituir cuidadosamente para evitar el déficit de hierro en la sangre.

En el lado contrario de la balanza, no se debe abusar de su ingesta cuando se trate de carnes rojas, pues en exceso pueden elevar los niveles de colesterol y ácido úrico, aumentando el riesgo de sufrir algunos problemas médicos. Por ello, lo ideal es dar prioridad al pescado.

¿Cómo mejorar los hábitos de alimentación?

Un hábito es una costumbre adquirida a fuerza de practicarla regularmente, la mayoría de los hábitos de cualquier persona provienen de su infancia o juventud. De allí que sea tan difícil modificarlos. En el caso de los hábitos referidos a la alimentación, son un conjunto de acciones que determinan los alimentos que se consumen y la forma en que se consumen.

De esto dependerá una larga lista de procesos biológicos que el organismo lleva a cabo y que puede facilitar o entorpecer su funcionamiento. En consecuencia, estos hábitos o costumbres también tienen mucho que ver con bienestar físico y mental. Es importante modificarlos cuando supongan un riesgo para la salud, como lo es cuando nos conducen sin remedio al sobrepeso.

Afortunadamente, pese a que se adquieren desde la niñez, siempre es posible cambiarlos por otros más saludables y beneficiosos. Para ello, se aconseja seguir algunos pasos que faciliten la transición.

En primer lugar, se aconseja identificar los hábitos de alimentación actuales, tanto los buenos como los malos, hasta llegar al elemento que lo desencadena. Por ejemplo, si comes una elevada cantidad de veces en la calle, la razón puede ser que no tienes comida en la despensa o que no sabes cocinar.

Seguidamente, debes idear un hábito saludable para sustituir el inadecuado. En el caso anterior, esto puede ser hacer las compras semanales en función de un menú previamente definido o tomar lecciones de cocina. Por último, pon en práctica el nuevo hábito de alimentación hasta que se torne parte de tu rutina.

Para vigilar de cerca otras costumbres e identificar otros problemas que puedan afectar tu proyecto de pérdida de peso, te aconsejo llevar un diario de alimentos. Esto es, un cuaderno donde vas a llevar un registro detallado de todo lo que te comes. Acompaña cada registro de tu estado emocional. Muchas veces el estrés, la tristeza o la ansiedad conducen a la ingesta de alimentos entre comidas.

Evitar los alimentos refinados

Tanto si esperas bajar de peso como si buscas una mejora en la salud física, eliminar los alimentos refinados es una de las estrategias más favorables. Un buen comienzo es la sustitución de los cereales como pasta, arroz o pan por cereales integrales. De igual forma, reducir la ingesta de dulces y azúcar que no sean de origen natural como las frutas. Conviene, entonces, dejar las galletas, bombones y caramelos, los frutos secos y cambiar el azúcar por miel.

En relación a la sal, se debe hacer lo propio y en su lugar emplear mayor cantidad de especias frescas como romero, cebollín, albahaca, por mencionar algunas. También los embutidos y enlatados deben sacarse de la dieta, debido a que contienen una gran cantidad de sodio.

Reducir las grasas

En líneas anteriores señalaba que la grasa ocupa mayor espacio que la masa muscular. Por ello, cuando el tejido adiposo se multiplica, también lo hace el talle de la ropa. Las grasas saludables pueden consumirse con moderación, estas se encuentran en el aceite de oliva, el aguacate, los frutos secos, y semillas como las de lino y Chía. No sucede lo mismo con las grasas trans provenientes de margarinas y aceites vegetales, ni mucho menos con la grasa animal. La carne debe comprarse siempre tan magra como sea posible.

Consumo moderado de café, sodas y bebidas alcohólicas

Todas estas bebidas tienen en común que, aun siendo líquidos, deshidratan. Además, dado que tienen efecto estimulante pueden generar cambios bruscos de humor de manera similar al azúcar. Cuando se trate de bebidas, lo mejor es siempre preferir agua.

Preparar comida casera

En su gran mayoría, los productos que son preparados o congelados previamente, llevan químicos o han sido alterados de alguna forma para su conservación. Esto los convierte en alimentos poco saludables. La mejor alternativa es, indudablemente, comprar alimentos frescos y prepararlos en casa.

De esta forma, no solo garantizas una menor cantidad de sal, azúcares y grasa, sino que además consigues mayor absorción de los nutrientes.

Alimentos que favorecen la pérdida de peso

Tan habitual como es obsesionarse con la báscula, lo es hacerlo con la cantidad de calorías del alimento. Sin embargo, estudios recientes han revelado algunos datos que pueden cambiar para siempre este paradigma.

No todas las calorías son iguales, anteriormente se creía que sí lo eran, o que por lo menos guardaban una estrecha similitud entre ellas. Por tanto, siendo las grasas las que más número de calorías tienen, recibían las mayores restricciones. Hoy, en cambio, se sabe que no, al ser diferentes, cada tipo de caloría es metabolizado por el organismo de manera particular, en consecuencia, su capacidad de saciar y su impacto en la acumulación o quema de energía.

Esto cambia por completo la perspectiva sobre las razones que llevan al sobrepeso, no es tan simple como se creía antes, pues, ya no se trata tanto de alimentos prohibidos (grasas) si no de consumir las proporciones correctas. Existen una serie de alimentos que no solo pueden consumirse con mayor ligereza, sino que, además, favorecen la pérdida de peso.

Es difícil hacer una selección de los alimentos para adelgazar (aunque hay muchos que no son recomendables, también hay algunos de probada eficacia), pero estos cuentan con el aval de prestigiosas instituciones y científicos y con un nutrido grupo de personas que las han seguido con éxito.

Así, entre los principales alimentos para bajar de peso de forma natural, se destacan los siguientes:

Aguacate

Este fruto se caracteriza por ser rico en grasa saludable, específicamente en ácido oleico monoinsaturado, el mismo tipo de grasa que se encuentra en el aceite de oliva. También son ricos en agua y fibra, por lo que brindan sensación de saciedad.

Puede emplearse en ensaladas y emparedados, además es un estupendo sustituto para la margarina y la mayonesa. Asimismo, es ideal para preparar salsas y aderezos saludables.

Verduras crucíferas

El repollo, el brócoli, las coles de Bruselas y el coliflor, al igual que otras verduras de este tipo, contienen cuantiosas cantidades de fibra y proteína. Como resultado, favorecen la pérdida de peso, son ideales para potenciar el entrenamiento de fuerza y el desarrollo de masa muscular.

Por otra parte, son un alimento altamente nutritivo y se ha demostrado sus propiedades anticancerígenas.

Huevos enteros

Los huevos son ideales para los regímenes de adelgazamiento, aumentan la sensación de satisfacción, reduciendo la ingesta excesiva de comida durante las siguientes horas. Además, son ricos en proteínas, grasas buenas y una larga lista de nutrientes.

Por todas estas cualidades, resultan el ingrediente ideal para incluir en el desayuno, bien sea solo o acompañado.

Legumbres

Las legumbres tales como frijoles (habichuelas) negros, frijoles rojos y las lentejas, al igual que algunos otros alimentos de esta lista, tienen grandes cantidades de proteína y fibra. Por tanto, pueden favorecer la reducción de tallas y la construcción de músculo por medio del ejercicio.

Sin embargo, es preciso conocer cómo prepararlos para favorecer su correcta digestión. Además, se debe considerar que si se padece alguna condición médica como el hipotiroidismo o colitis puede verse negativamente afectada por el consumo de leguminosas.

Salmón

En general, los pescados suelen ser beneficiosos para la salud y esenciales en las dietas para la pérdida de peso. No obstante, específicamente el salmón tiene propiedades particularmente favorecedoras, gracias a su alto contenido de omega 3, un tipo de grasa saludable que ayuda a reducir la inflamación presente en la obesidad y en las enfermedades metabólicas.

Además, tiene un contenido calórico mínimo y una importante cantidad de proteínas y nutrientes como el yodo.

Frutos secos

Los frutos secos tienen muchas funciones en la cocina, pueden incorporarse en ensaladas y postres saludables. Además, por sí mismo suponen una estupenda merienda. Sin embargo, es habitual que quienes aún se rigen por el paradigma anterior, consideren que, debido a su alto contenido graso, los frutos secos puedan engordar.

Sin embargo, su mejor atributo radica en que contiene cantidades equilibradas de proteína, fibra y grasas saludables. Aunque, si tienen un alto valor calórico, por lo que se debe cuidar el tamaño de las porciones y evitar los atracones.

Carne magra y pechuga de pollo

Las carnes rojas se consideran contrarias a una dieta saludable. Sin embargo, cuando se trata de carnes magras sin procesar supone un importante aporte proteico sin los riesgos de otros tipos de carnes rojas. En este mismo orden de ideas, la pechuga de pollo, siempre que sea orgánica y esté libre de hormonas, resulta más favorable que la carne de res.

En este sentido, la ingesta de proteína reduce la aparición de antojos y potencia los resultados del ejercicio físico.

Cereales integrales

Los cereales, siempre que sean integrales, pueden ser grandes aliados en los procesos de adelgazamiento. Así, entre los más beneficiosos destacan el arroz moreno, la avena y la quinoa. Todos estos aportan grandes cantidades de fibra, favoreciendo la saciedad. Además, contienen proteína y otros importantes nutrientes que favorecen la salud metabólica.

En el lado opuesto, se encuentran los cereales refinados que, se caracterizan por ser altamente procesados, contener grandes cantidades de azúcar añadida y que por tanto engordan y dañan el organismo.

Atún

Se trata de un pescado magro, repleto de nutrientes y proteínas, y que, además, aporta una muy baja cantidad de calorías. En consecuencia, ayuda a mantener un consumo proteico elevado, con los beneficios de una alimentación hipocalórica. Todas estas particularidades le han posicionado como uno de los alimentos asociados al mundo del fitness y el modelaje, no en vano suele formar parte de muchos regímenes dietéticos exitosos.

Semillas de chía

Las semillas de chía son uno de los superalimentos más conocidos, recientemente su sorprendente poder nutritivo le ha otorgado mayor presencia en las cocinas del mundo. Si bien entre sus componentes se encuentran carbohidratos, estos son mayoritariamente fibras, por ello son considerados como la mejor fuente de fibra soluble en el mundo.

En consecuencia, son una de las mejores maneras de reducir el apetito, aspecto que se combina con sus muchos nutrientes para favorecer cualquier dieta de adelgazamiento.

Patatas

Sin duda alguna el alimento más común, simple y económico de la lista. No obstante, es perfecto para perder peso y cuidar la salud. Las papas son ricas en muchos nutrientes, también contienen grandes cantidades de almidón, lo que una vez cocidas, le convierten en un extraordinario alimento saciante.

Además, pueden prepararse de cientos de maneras, evitando que el comensal se aburra de ellas. Pueden comerse en el desayuno, el almuerzo o la cena, e incluso en las meriendas.

Alimentos a evitar en una dieta saludable

Si bien, una dieta saludable es equilibrada y tiene pocas restricciones respecto a los alimentos que se pueden comer, pues se enfoca más en las porciones y proporciones, es indudable que para adelgazar es necesario reducir y en ocasiones suprimir completamente el consumo de algunos alimentos.

Esto representa para muchos la mayor preocupación en torno a un estilo de vida saludable. Por ello, las dietas altamente prohibitivas suelen fracasar. Lo mejor es centrarse en algún esquema que opere en relación a las cantidades y la frecuencia con que se pueden comer algunos alimentos que por sus características resulten contraproducentes contrarios al objetivo de perder peso.

Además, se requiere de verdadero compromiso y disciplina para sacar de la dieta diaria un alimento que se venía consumiendo regularmente. Sin embargo, los resultados de esta simple decisión alimenticia son un conveniente aliciente, pues ayuda notablemente en la pérdida de los kilos extras, o al menos evita que se sigan acumulando.

En este sentido, entre los alimentos que usualmente se deben eliminar para mejorar la salud y adelgazar, es indispensable tener en cuenta los siguientes:

Comidas fritas y rebozadas

Estos son todos aquellos alimentos que se preparan por medio de la inmersión completa en grasas o aceites calientes, siendo mucho peor si, además de esto, se cubren con harinas o pan rallado. En ambos casos el producto final posee mayor contenido graso y contenido calórico de lo que contiene el alimento originalmente.

En consecuencia, preparaciones como las patatas fritas, las croquetas y pollo empanizado, entre otros similares son sumamente perjudiciales para el bienestar físico, y favorecen enormemente el exceso de grasa en el organismo.

Bollería

De manera general, los panes y bollos son ricos en grasas, no solo saturadas que ya de por sí son terribles para el cuerpo, sino que además algunos tienen grasas trans cuya ingesta deja aún más secuelas negativas.

Por otra parte, para mejorar su sabor es usual que contengan grandes cantidades de azúcar añadida. Todo esto además de que son hechos con harinas refinadas ricas en hidratos de carbono.

Salsas y aderezos con mayonesa

Tanto de manera comercial como casera se encuentran una larga lista de salsas y aderezos preparados a partir de la mayonesa. Utilizarlas para condimentar cualquier comida es un terrible error cuando se busca perder peso. En especial cuando se trata de ensaladas, ya que dado que se trata de un alimento con pocas calorías se tiende a ser más permisivo al aderezar, incrementando las calorías del plato.

Esto se debe a que la mayonesa se elabora principalmente a base de aceite vegetal comestible y yema de huevo. Es uno de los productos con más proporción de grasa del mercado, alrededor del 80% de su composición. Incluso la mayonesa light supone una importante ingesta calórica.

Afortunadamente, sustituir la mayonesa y las salsas preparadas con ella es muy fácil. Se puede recurrir a la salsa balsámica, mostaza, yogurt griego, aceite de oliva y aguacate. Todos sirven a su vez para preparar salsas y dar un toque rico y saludable a las comidas.

Golosinas

Las golosinas como caramelos y chocolates, aún las más pequeñas, son grandes contenedores de azúcar. Al comerlos los niveles de azúcar en sangre se elevan, lo cual, debido a su efecto tóxico, genera en el organismo un exceso de insulina que conlleva la producción y almacenamiento de grasa.

A esto se suma las grasas que ya de por sí suelen tener este tipo de producto. Por tal razón, se debe prestar mucha atención a las cantidades que se ingieren de este tipo de alimento, así como a la frecuencia con la que se consumen.

Sodas y bebidas azucaradas

Las bebidas procesadas como sodas y jugos empaquetados contienen grandes cantidades de azúcar. Además, dado que se trata de productos líquidos que, pese a su elevado aporte calórico, contribuyen muy poco cuando de espantar el hambre se trata. En este sentido, incluso los light pueden entorpecer los planes de adelgazar.

Por otro lado, el gas dificulta la asimilación de la proteína, a la vez que este tipo de bebida se le suele atribuir una enorme lista de químicos conservantes entre sus ingredientes. En definitiva, lo mejor es optar por bebidas naturales, eligiendo, siempre que sea posible, el agua por sobre cualquier alternativa.

Helados

Los helados tienen un alto contenido en grasa de leche, las cuales son en su mayoría saturadas y por tanto nocivas para el bienestar físico.

También la cantidad de azúcar es alta. En consecuencia, puede incidir en la aparición de hipercolesterolemia, diabetes y otras patologías similares.

Adicionalmente, existe un elevado aporte calórico, especialmente en aquellos elaborados a partir de lácteos. Mientras que los de hielo suponen una alternativa dañina. Aunque el aspecto más importante en el consumo de helado es controlar las cantidades y la frecuencia con la cual se ingiere.

Tartas y pasteles

Como todos saben, cualquier postre azucarado como bizcochos, tostadas, galletas y pastelitos, por mencionar algunos, todos son ricos en un sinfín de grasas y azúcares, aún si se sustituyen algunos elementos como el azúcar por edulcorante se tiene un alimento en extremo calórico.

La norma aconsejada es cambiar estos postres por alguna fruta, tales como manzanas, peras, plátanos, piña o papaya.

Comida rápida

Desde hace mucho se conoce que las hamburguesas, pizzas, tacos y afines son nocivos para la buena salud. No en vano son popularmente conocidos como comida chatarra. En su gran mayoría reúnen muchos de los elementos contrarios a una alimentación saludable, incluyen comida frita, azúcares, grandes cantidades de sal y conservantes.

Pero desde hace algún tiempo para acá, las grandes cadenas de comida rápida han incorporado en su menú opciones aparentemente saludables. En la mayoría de los casos se tratan de ensaladas, pero a estas suelen faltarle variedad en cuanto a los diferentes tipos en sus ingredientes, además suelen traer enormes bolsas de aderezo y venir acompañadas de alguna bebida azucarada.

La recomendación es cocinar en casa tan seguido y frecuente como sea posible.

Embutidos

Los embutidos, más allá de la materia prima con la que se fabrican o del origen de carne, tienen grandes cantidades sal. Muchas veces, esta grasa, es acompañada de hidratos de carbono, derivando en un alimento elevadamente calórico.

Su principal contraindicación en los regímenes de pérdida de peso es que, debido a su alto contenido de sodio fomenta la retención de líquidos y la inflamación, además, dependiendo del tipo de carne con el cual se han elaborado, pueden ser excesivamente ricos en grasa.

Por ello, lo ideal es limitar su ingesta, pero en caso de que se decida comer algún producto de esta naturaleza, es mejor preferir los hechos a partir de pechuga de pollo o pavo sin carbohidratos añadidos.

Alcohol

Cualquier bebida alcohólica es fuente de calorías vacías, no solo supone un aporte calórico (en promedio de 7 calorías por gramo) sino que, además, estimula la sensación de hambre. Estos aspectos pueden incrementar o disminuir según el tipo de licor que se ingiera. Sin embargo, en líneas generales es siempre contrario a una alimentación sana.

El alcohol también tiene efectos indeseables en la salud como aumento de la frecuencia cardiaca, los triglicéridos y el ácido úrico. Asimismo, afecta la memoria y capacidad de concentración. Indiscutiblemente, beber es algo que solo debe hacerse de manera ocasional y con moderación.

Comer bastante no es sinónimo de comer bien

Las proporciones y las cantidades, uno de los pilares fundamentales de la alimentación sana, pero que representa un difícil obstáculo para muchos. Pues, cuando se busca el balance, ya no se trata tanto de qué alimentos se comen sino en las cantidades en las cuales se comen. A propósito de esto, conviene recordar el viejo lema "no es la cantidad, sino la calidad".

Así, desde un punto de vista nutricional, favorece más comer cantidades moderadas que reúnan los diferentes grupos alimenticios, que comer kilos y kilos de solo carbohidratos. Una dieta de este tipo a la larga, puede causar desnutrición y obesidad al mismo tiempo, una paradoja que puede afectar al organismo de múltiples formas.

Así, para disfrutar de la comida y alimentarse bien, no es necesario acabar con el plato en tres minutos y seguir con otro. En primera instancia, es preciso tomarse el tiempo para saborear y degustar, sentir la comida despacio y con gusto.

Por otra parte, es preciso estar atento a las señales que envía el organismo. Levantarse de la mesa para tomar obligatoriamente un antiácido o digestivo, no es comer bien. Tampoco lo es comer incluso cuando ya no tienes hambre. Si bien se deben planificar las comidas con antelación, lo adecuado es comer tanto como el cuerpo requiere, teniendo en cuenta el gasto calórico.

Algunos estudios han revelado que el estómago tarda algunos minutos en hacer saber al cerebro que el hambre ha sido saciada. Es importante comer despacio para sentir la sensación de saciedad a tiempo, y no luego de ingerir más cantidades de comida.

Fórmula para calcular la cantidad de calorías que necesitas.

La báscula es una herramienta muy útil en la intención de bajar de peso. Sin embargo, cuando se trata de contar las calorías, ante la falta de una herramienta automatizada que guíe a la persona en este proceso, muchas veces se está a tientas. Pues, aunque el nutricionista suele tener las herramientas, estas tienen dificultad para usarse de forma portátil.

No obstante, existen algunos recursos útiles que nos ayudan en el cálculo de las calorías requeridas diariamente o las contenidas en los alimentos. Estos son métodos bastante fáciles de reproducir y muy precisos en las cifras arrojadas.

Es habitual escuchar o leer, incluso de fuentes expertas, que el cuerpo humano requiere aproximadamente 2000 calorías al día. Sin embargo, la realidad es que los requerimientos calóricos de cada persona son distintos en función de las actividades que se realicen y la demanda energética que estas supongan.

Por ello, este primer dato a calcular es indispensable, ya que permite conocer anticipadamente la cantidad calórica necesaria para afrontar el día y las ocupaciones pertinentes. Conviene estar atento a esta cifra y actualizarla conforme cambien las rutinas del día a día, la edad u otras condiciones afines.

Así, para conocer la cantidad de calorías que requieres, debes emplear un indicador conocido como la tasa metabólica basal (TMB). Este se puede calcular siguiendo diferentes ecuaciones, siendo la más simple la siguiente:

TMB Mujer: (10x peso en kilogramos) + (6,25 x altura centímetros – (5 x edad) – 161

TMB Hombre: (10 x peso en kilogramos) + (6,25 x altura en centímetros) – (5 x edad) + 5

El resultado a obtener será una determinada cantidad de calorías que son las que necesitarías por día. Así, una mujer de 40 años, cuya altura y peso sean 170cm y 65 kilos, respectivamente, tiene una TMB de: 1351 kilocalorías. Esta cantidad puede verse impactada por los siguientes factores, por tanto, en caso de que corresponda, deben sumar:

Si no se hace nada de ejercicio o se trabaja sentado: TMB x 1,2
Si se ejercita al menos tres días a la semana: TMB x 1,375
Si se ejercita al menos seis días a la semana: TMB x 1,725
Si se hace entrenamiento diario: TMB x 1,9

Si bien, esta fórmula provee una manera sencilla de conocer las calorías necesarias, es mejor centrarse en la calidad de los alimentos y no en las calorías. Una dieta natural, equilibrada y completa es la meta y el mejor camino hacia la salud física y mental.

Calcular las calorías de los alimentos

Una vez se conoce la cantidad de calorías necesarias, se puede disponer de una dieta que cubra tales necesidades. Para ello, puedes emplear las siguientes referencias sobre la cantidad de calorías presentes en cada grupo alimenticio:

- 1g de carbohidratos proporciona 4 calorías
- 1g de proteínas proporciona 4 calorías
- 1g de grasas proporcionan 9 calorías
- 1g de alcohol proporciona 7 calorías

Es importante asegurarse de no consumir de más ni de menos. Pues, al excederse se genera sobrepeso, pero al mantenerse por debajo puede afectar el desempeño del organismo, presentando debilidad, fatiga, intolerancia al frío, mareos, estreñimiento, cálculos biliares, riesgo de desnutrición, entre otros problemas.

Así, para saber cuántas calorías posee un alimento basta con multiplicar separadamente los gramos de carbohidratos, los gramos de proteína y los gramos de grasa, por el factor correspondiente. Para posteriormente, sumar los resultados y obtener el valor calórico del alimento. Si se desea conocer el valor total de un plato de comida, se debe hacer el procedimiento con cada alimento y sumar cada resultado.

Otra alternativa es guiarse por la siguiente tabla calórica que incluye los alimentos más comunes en la cocina y la cantidad de calorías contenida en cada 100 gramos de alimento:

Frutas

Manzana	52 kcal
Piña	55 kcal
Pera	55 kcal
Banana	88 kcal
Arándano	35 kcal
Naranja	45 kcal
Moras	43 kcal
Arándano rojo	46 kcal
Fresa	32 kcal
Higo	107 kcal
Granada	74 kcal
Melón	54 kcal
Frambuesas	36 kcal
Jengibre	80 kcal
Kiwi	51 kcal
Mandarina	50 kcal
Mango	62 kcal
Maracuyá	97 kcal
Ciruela	47 kcal
Melocotón	41 kcal
Membrillo	38 kcal
Ruibarbo	21 kcal
Sandía	30 kcal
Uvas	70 kcal
Limón	35 kcal

Verduras

Berenjena	24 kcal
Alcachofa	47 kcal
Aguacate/Palta	160 kcal
Coliflor	25 kcal

Brócoli	35 kcal
Judías	25 kcal
Berro	19 kcal
Champiñones	22 kcal
Col china	13 kcal
Guisantes	82 kcal
Lechuga iceberg	14 kcal
Hinojo	31 kcal
Pepino	15 kcal
Col rizada	49 kcal
Zanahoria	36 kcal
Patata	86 kcal
Calabaza	19 kcal
Puerro	31 kcal
Maíz	108 kcal
Acelga	19 kcal
Pimiento	21 kcal
Remolacha	43 kcal
Col lombarda	29 kcal
Col de Bruselas	43 kcal
Rúcula	25 kcal
Espárrago	18 kcal
Espinaca	23 kcal
Calabacín	20 kcal
Cebolla	40 kcal

Carnes y embutidos

Salchicha	375 kcal
Pechuga de pollo	75 kcal
Ternera	94 kcal
Cordero	178 kcal

Pechuga de pavo	111 kcal
Salami	507 kcal
Jamón	335 kcal
Tocineta	645 kcal
Filete de res	115 kcal
Filete de cerdo	171 kcal
Carne grasa de cerdo	311 kcal
Carne magra de cerdo	143 kcal

Pescados

Trucha	50 kcal
Arenque	146 kcal
Salmón	137 kcal
Atún	144 kcal

Lácteos y huevos

Suero de mantequilla	38 kcal
Queso cheddar	403 kcal
Queso emmental	382 kcal
Queso Edam	251 kcal
Huevo (unidad)	155 kcal
Queso cottage	104 kcal
Leche de coco (250ml)	136 kcal
Leche (250 ml)	47 kcal
Yogurt natural	62 kcal
Nata	204 kcal
Crema agria	162 kcal

Panes y bollos

Baguette	248 kcal
Croissant	393 kcal
Pan de pita	290 kcal
Pan de molde integral	244 kcal
Tortilla integral	170 kcal

Alcohol

Cerveza	223 kcal
Vodka	215 kcal
Vino	293 kcal
Ron	231 kcal

Comida rápida

Hamburguesa - queso	291 kcal
Patatas fritas	539 kcal
Hot Dog	288 kcal
Dona	215 kcal
Galletas con chocolate	512 kcal
Pizza margarita	199 kcal
Nutella	547 kcal

Etiqueta de información nutricional

La etiqueta de los alimentos presentes en la mayoría de los alimentos de origen comercial puede ser una guía muy útil a la hora de gestionar la cantidad de calorías que se consumen.

Además, se muestran los nutrientes, hidratos de carbonos, grasa, proteínas y demás elementos contenido en una ración del alimento en cuestión. También, según la regulación de cada país, pueden existir otros datos útiles como la cantidad de azúcares añadidas (jarabe de maíz, sacarosa, azúcar) y vitaminas. Así como, las cantidades y proporción específicas en que se encuentran cada uno de los componentes. Por otra parte, se indica explícitamente el tamaño de cada porción y la cantidad de porciones presentes por empaque.

Toda esta información sirve en primera instancia para limitar el consumo de determinados nutrientes, cuyo consumo excesivo puede ser perjudicial para la salud, y también para fomentar el consumo de aquellos alimentos con un valor nutricional beneficioso.

Diferencia entre comer sano y hacer dieta

Muchas veces se confunde el hacer dieta con comer saludable, cuando en realidad se trata de dos conceptos muy diferentes. Hacer dieta es llevar a cabo un plan alimenticio que se hace con un único objetivo específico, ya sea perder o ganar peso, por ello reduce o elimina por completo algunos alimentos durante un cierto tiempo.

Posteriormente, cuando se ha llegado al peso deseado, se regresa a los patrones alimenticios regulares. Esto, no es en absoluto comer sano, por el contrario, es una manera muy pobre de comer que puede conllevar, no solo a enfermedades, sino a desórdenes alimenticios, incluyendo la obesidad. Esto, sin contar las terribles consecuencias del efecto rebote.

Por su parte, la alimentación sana no excluye ningún tipo de alimento. Busca así, una dieta equilibrada, con la intención de proveer al organismo los nutrientes requeridos para su buen funcionamiento. Asimismo, alimentarse bien se establece a largo plazo, manteniendo la mayoría de los grupos de alimentos como parte regular de la comida y dejando algunos otros para un consumo eventual, por ejemplo, dulces ricos en harina y grasas.

En consecuencia, es posible disfrutar de todas las comidas, incluso las que tienen un alto contenido de calorías, grasas o azúcares. La clave es consumirlas de tanto en tanto, equilibrando con los alimentos más saludables que deben conformar el menú regular.

Plan de alimentación saludable y menú semanal

Un plan de alimentación saludable debe tener en cuenta diversas consideraciones que garanticen no solo su eficiencia, sino también la adherencia a largo plazo. Así, en primer lugar, se tiene que, si bien no se prohíbe ningún alimento, algunos se consideran de consumo diario y otros de consumo ocasional. En este sentido, la Pirámide de la Alimentación Saludable, aceptada por la Organización Mundial de la Salud, puede ser una estupenda ayuda al momento de diseñar un plan de alimentación adecuado.

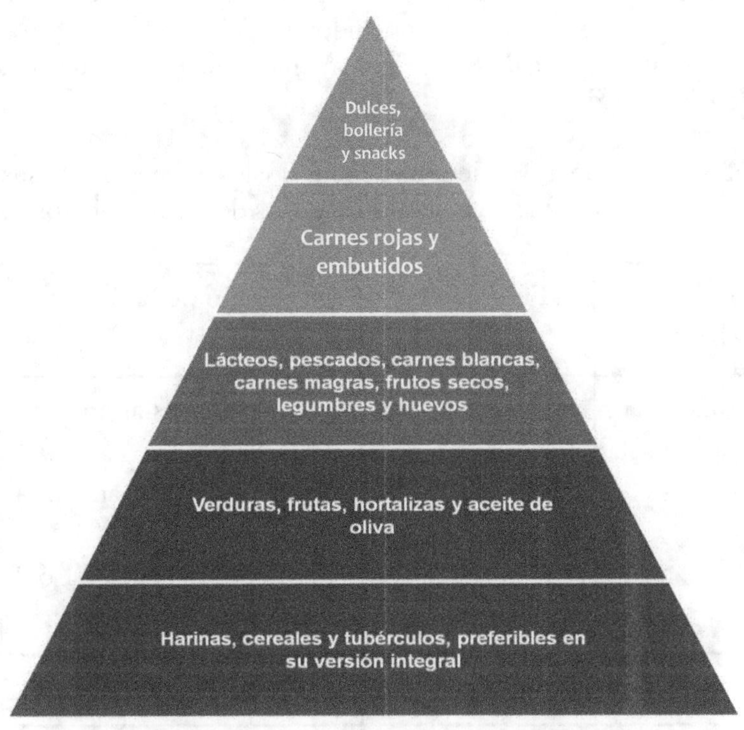

La base de la pirámide se centra en alimentos saludables que contienen una menor cantidad de calorías y pueden consumirse en gran volumen. Son mayormente frutas, verduras y cereales integrales y deben incluirse en tanto platos como sea posible.

Mientras que los carbohidratos de granos enteros, las fuentes magras de proteína como las legumbres, el pescado y los lácteos, conforman el nivel medio de la pirámide se aconsejan en menor medida, variando entre unos y otros, pero sí deben estar presentes en el menú diario.

Por último, en la cúspide se encuentran alimentos con alto contenido calórico, ricos en sodio y grasas no saludables, por ello su ingesta debe limitarse a solo un par de ocasiones a la semana.
Además, al consumirlos se debe procurar que no excedan las 75 calorías en un mismo día. Algunas alternativas convenientes dentro de este grupo son el yogurt helado bajo en grasa y el chocolate amargo.

En el caso de las bebidas alcohólicas, al igual que el grupo anterior, se recomienda que sea ocasional y moderado, prefiriendo sobre otros licores las bebidas fermentadas de bajo contenido alcohólico como el vino, la cerveza y la sidra.

Para simplificar un poco la determinación de los alimentos y sus proporciones, sigue esta guía de raciones sugeridas de cada alimento:

Grupo de alimentos	Frecuencia sugerida	Tamaño de la ración
Patatas, arroz, pan, pan integral y pasta (integrales)	4-6 raciones al día	-60-80 g de pasta, arroz (1 plato) -40-60 g de pan (3-4 rebanadas) -150-200 g de patatas (1 o 2 medianas)
Verduras y hortalizas	2 raciones o más	150-200 g

	al día	
Frutas	3 o más raciones al día	120-200 g
Aceite de oliva	3-6 raciones al día	10 g (1 cucharada)
Lácteos	3-6 raciones al día	-200-250 mililitros de leche (1 taza) -200-250 g de yogurt (1 taza) -40-60 g de queso curado (2-3 lonjas) -80-125 g de queso fresco
Pescados	3-4 raciones a la semana	125-150 gramos (1 filete)
Carnes magras, aves y huevos	3-4 raciones de cada una a la semana. Alternar su consumo	100-125 g: -1 filete pequeño, -1 cuarto de pollo -1-2 huevos
Legumbres	2-4 raciones a la semana	60-80 g (1 plato)
Frutos secos	3-7 raciones a la semana	20-30 g (un puñado)
Embutidos y carnes grasas / dulces, snacks, refrescos / mantequilla, margarina y bollería	Ocasional y moderado	

El estigma de las dietas y la comida saludable conduce a que se piense inmediatamente que solo se podrá comer aburridas ensaladas sin ningún sabor. Aunque, lo cierto es que un menú saludable puede ser tan variado y sabroso como la creatividad lo permita. Pero si aún no se sabe por dónde iniciar, las siguientes alternativas pueden llegar a sorprendernos.

Menú semanal saludable #1

Lunes
Desayuno: infusión endulzada con miel, fruta y avena cocida.
Media mañana: una tostada con jamón de pavo o queso fresco.
Almuerzo: calabacines a los cuatro quesos y ensalada Waldorf.
Media tarde: yogurt natural.
Cena: crema de champiñones, pollo a la parrilla picada y patatas al vapor.

Martes
Desayuno: infusión o café sin azúcar, queso fresco y huevos revueltos.
Media mañana: una ración de frutas.
Comida: Hamburguesa de pavo.
Media tarde: una ración de frutos secos.
Cena: salmón asado y ensalada de aguacate.

Miércoles
Desayuno: infusión sin azúcar y una tostada con jamón de pavo.
Media mañana: yogurt natural.
Comida: cerdo magro salteado con vegetales.
Media tarde: infusión y galletas.
Cena: ensalada de quinoa con espinacas y queso feta.

Jueves
Desayuno: infusión, una pieza de fruta y tortilla (un huevo) de vegetales.
Media mañana: yogurt natural con media porción de frutos secos.
Comida: pollo a la naranja, puré de patata y ensalada de sandía y queso feta.

Media tarde: una tostada con jamón de pavo o queso fresco.
Cena: sushi (si es casero, mejor) y ensalada de melón y jamón.

Viernes
Desayuno: infusión, queso fresco y un huevo entero.
Media mañana: frutos secos.
Comida: espaguetis con zanahoria y ricota.
Media tarde: una porción de fruta.
Cena: ensalada de aguacate y gambas.

Sábado
Desayuno: infusión y una taza de avena cocida y frutas.
Media mañana: yogurt natural.
Comida: Sopa de fideos de pollo, galletas saladas y tortilla francesa.
Media tarde: infusión y un panecillo integral.
Cena: Ensalada de trigo italiana.

Domingo
Desayuno: infusión y tostadas con margarina.
Media mañana: un yogurt con media porción de frutas.
Comida: un sándwich de pan integral, pavo con tomate, lechuga y mostaza, acompañado de una taza de sopa de verduras.
Media tarde: una tostada con jamón pavo o queso fresco.
Cena: patatas rellenas de carne y una pieza de fruta.

Menú semanal saludable #2

Lunes
Desayuno: Tostada integral con tomate, aceite y kiwi.
Media mañana: una taza de piña.
Comida: Ensalada de canónigos con nueces, parmesano y vinagreta de limón.
Media tarde: crepe casera con jamón york y queso fresco.
Cena: Verduras salteadas al estilo tailandés. Pollo con champiñones.

Martes
Desayuno: infusión, tostada integral con tomate y queso fresco.
Media mañana: una ración de frutas.

Comida: berenjenas rellenas y pollo asado.
Media tarde: galletas integrales.
Cena: ensalada griega y atún al horno.

Miércoles
Desayuno: panecillo integral, jamón y fruta.
Media mañana: yogurt con media ración de frutas
Comida: verduras asadas con queso de cabra y trucha al horno
Media tarde: Compota de fruta o verdura.
Cena: pasta integral con salsa boloñesa y ensalada de cangrejo.

Jueves
Desayuno: Tostada integral con tomate y huevo.
Media mañana: una porción de frutas.
Comida: Gazpacho y solomillo de cerdo.
Media tarde: una porción de frutos secos.
Cena: Salmón al horno con salsa de yogurt y brócoli.

Viernes
Desayuno: avena cocida con frutas, galletas integrales y una infusión.
Media mañana: compota de manzana.
Comida: Ensalada de aguacate, mango y salmón a la vinagreta.
Media tarde: Una taza de zanahoria cruda en rodajas y queso fresco.
Cena: Menestra de verduras, albóndigas de ternera al horno y una copa
de vino.

Sábado
Desayuno: infusión, una porción de frutas y un huevo duro.
Media mañana: yogurt natural.
Comida: pan integral y ensalada con lentejas.
Media tarde: un puñado de frutos secos.
Cena: Tomate con espinacas y tortilla.

Domingo
Desayuno: infusión y avena con frutas o frutos secos.
Media mañana: compota de ciruela.
Comida: Acelgas y lenguado a la plancha.
Media tarde: Leche desnatada y galletas.
Cena: salmón al horno, frijoles negros y arroz integral.

Menú semanal saludable #3

Lunes
Desayuno: yogurt, avena y frutas.
Media mañana: frutos secos.
Almuerzo: Sopa de fideos, filete mediano de carne magra a la plancha y ensalada de zanahoria.
Media tarde: brochetas de frutas frescas.
Cena: salmón a la parrilla con verduras.

Martes
Desayuno: huevos revueltos, aguacate y queso fresco.
Media mañana: media porción de avena.
Comida: sopa de arroz, pechuga de pollo a la plancha con ensalada de berro y naranja.
Media tarde: infusión y galletas integrales.
Cena: Menestra de verduras sin patatas y lomo de cerdo asado.

Miércoles
Desayuno: tostadas con jamón de pavo y media porción de frutas.
Media mañana: yogurt natural.
Comida: pollo en salsa de tomate natural con pasta integral y ensalada.
Media tarde: vaso de leche y frutos secos.
Cena: pizza margarita o cuatro quesos.

Jueves
Desayuno: tortilla de vegetales y jamón y media porción de frutas.
Media mañana: galletas de avena e infusión.
Comida: salmón con hierbas frescas, patatas y ensalada de lechuga.
Media tarde: media porción de frutas y semillas de chía.
Cena: sopa de verduras, pan integral y ensalada de pollo y aguacate.

Viernes
Desayuno: crepas caseras de plátano, infusión y frutas.
Media mañana: vaso de leche y galletas integrales.
Comida: tortilla de berenjena, acompañada de ensalada de lentejas, pimiento rojo, cebolleta, maíz dulce y pepinillos.
Media tarde: tostadas con ricota.
Cena: filete de pechuga de pavo, quinoa y ensalada de vegetales.

Sábado

Desayuno: galletas o muffins de plátano y avena, e infusión.

Media mañana: avena y nueces picadas.

Almuerzo: ternera a la plancha con ensalada de alubias blancas y tomates.

Media tarde: yogurt natural.

Cena: puré de calabacín y patata con y pechuga de pollo a la plancha.

Domingo

Desayuno: tostada con una lonja de jamón de pechuga de pavo y un vaso de jugo de naranja natural.

Media mañana: 10 semillas de almendra.

Almuerzo: Parrillada de verduras: berenjena, pimiento, cebolla y espárragos trigueros con filete de carne de res magra.

Media tarde: batido de leche con semillas de chía.

Cena: merluza con patatas y ensalada de rúcula y tomate.

Dietas saludables para bajar peso (Keto, Mediterranea, DASH, ayuno, etc.)

Si bien, las dietas milagrosas son peligrosas y poco efectivas, existen otros regímenes alimenticios confiables y efectivos. Estos se caracterizan por ser moderados, variados y equilibrados, criterios que ya se han mencionado como indispensable en toda dieta sana.

Es por ello que, muchos nutricionistas recomiendan a las personas con obesidad seguir estos regímenes en particular. En algunos casos, pueden seguirse de manera indefinida, ya que no prohíben la ingesta de ningún grupo alimenticio. Mientras otros pueden ser usados como medio de transición hacia un peso adecuado y un estilo de vida saludable.

Su principal beneficio es que ofrecen pautas específicas a seguir, lo cual facilita todo el proceso e incrementa las pautas de éxito. Además, otro punto que aumenta las posibilidades de cumplir el régimen hasta el final, es que este coincida, al menos un poco, con los gustos de la persona.

Dieta cetogénica y plan de alimentación de 14 días

Una dieta cetogénica, también conocida como dieta keto, es un plan de alimentación muy eficaz a la hora de quemar grasas, debido a su esquema bajo en carbohidratos. Su nombre obedece a que fomenta la producción de pequeñas moléculas llamadas cetonas.

Las cetonas son una fuente de combustible alternativa a la glucosa, y que se produce precisamente cuando los niveles de esta última descienden. Para ello, la dieta cetogénica supone la ingesta reducida de carbohidratos y sugiere muy pocas cantidades de proteínas, impidiendo la metabolización de estos en glucosa.

En su lugar, el hígado se encarga de descomponer la grasa para generar cetonas, ayudando así a la pérdida de peso y medidas. Pues, bajo esta modalidad dietaria, el cuerpo se mantiene quemando grasa 24/7 para poder mantener suficiente combustible en la sangre que le permita funcionar normalmente.

Este proceso metabólico recibe el nombre de cetosis, y se induce con mayor facilidad y rapidez a través del ayuno. Por ello, la dieta cetogénica suele acompañarse de ayunos intermitentes que crean estados de cetosis más intensos y a su vez aceleran el adelgazamiento. Aunque esto no es indispensable, bien puede seguirse una dieta cetogénica indefinidamente y obtener los resultados deseados.

Si bien, puede resultar un régimen estricto, por ejemplo, reduce la ingesta de carbohidratos a menos de 50 gramos al día, lo cual equivale a una sola rebanada de pan o a una patata asada, muchos la prefieren sobre otras, ya que no hay que contar calorías y es muy fácil de entender y aplicar.

Pese a todas sus bondades, se debe tener en cuenta que la dieta keto no es para todo el mundo, pues, una dieta baja en carbohidratos y alta en grasas puede ser segura para la mayoría de la gente, sin embargo, en diabéticos, hipertensos y mujeres en etapa de amamantamiento, puede resultar adversa.

Plan de alimentación en Dieta Keto

Día 1

Desayuno: Tortilla de huevos con espárragos, café o té sin azúcar y un puñado de frutos secos.

Media mañana: yogurt sin azúcar con nueces.

Almuerzo: 1 filete de pescado cocido con aceite de oliva, ensalada de lechuga y tomates cherry. Una porción de gelatina baja en azúcar.

Media tarde: 2 rebanadas de queso y 2 de jamón.

Cena: Filete de pollo con calabacín salteado con aceite de oliva y especias.

Día 2

Desayuno: Té o café sin azúcar, medio aguacate, jamón de pavo y queso de tu preferencia.

Media mañana: 3 fresas.

Almuerzo: filete de pollo relleno de queso mozzarella y coliflor salteado.

Media tarde: un puñado de almendras.

Cena: carne de res a la parrilla con vegetales.

Día 3

Desayuno: salchichas de pavo, medio aguacate y café o té.

Media mañana: 1 porción de gelatina baja en azúcar.

Almuerzo: brochetas de pescado al ajillo con espárragos salteados con mantequilla.

Media tarde: infusión sin azúcar con dos rebanadas de queso y jamón de pavo.

Cena: pollo a la plancha y ensalada verde.

Día 4

Desayuno: Huevos fritos con aceite de oliva y dos rebanadas de tocino.

Media mañana: un puñado de frutos secos.

Almuerzo: bistec de carne de res encebollado con berenjenas al vapor.

Media tarde: yogurt natural sin azúcar con semillas de chía.

Cena: Ensalada de atún con mayonesa y mostaza.

Día 5

Desayuno: omelet con espinacas y queso emmental.

Media mañana: infusión sin azúcar y seis aceitunas verdes.

Almuerzo: pechuga de pollo salteada en aceite de coco y ensalada capresa.

Media tarde: yogurt griego con frambuesas.

Cena: chuleta de cerdo y calabacines al horno gratinados con queso.

Día 6

Desayuno: huevos duros, aguacate y café o té.

Media mañana: una ración de gelatina baja en azúcar.

Almuerzo: carne de ternera asada y coliflor salteado con mantequilla.

Media tarde: puñado de pipas de girasol.

Cena: pollo con cebolla, pimientos y espárragos salteados con mantequilla y ajo.

Día 7

Desayuno: Salchichas de pavo y huevos revueltos.

Media mañana: infusión sin azúcar con dos rebanadas de queso y jamón.

Almuerzo: pimientos rellenos de carne molida gratinados y ensalada de lechuga y pepino.

Media tarde: una porción de frutos rojos.

Cena: lomo de res horneado con ensalada de rúcula, queso parmesano y alcachofas salteadas.

Día 8

Desayuno: té o café sin azúcar, huevos revueltos y tocineta.

Media mañana: puñado de nueces.

Almuerzo: atún horneado con ensalada vegetales gratinados.

Media tarde: infusión sin azúcar con dos rebanadas de queso y jamón.

Cena: ensalada de pollo y aguacate.

Día 9

Desayuno: tortilla de dos huevos y jamón de pavo.

Media mañana: puñado de pipas de girasol.

Almuerzo: pechuga de pollo al horno con queso.

Media tarde: yogurt natural sin azúcar con semillas de chía.

Cena: salmón al horno con espárragos.

Día 10

Desayuno: aguacate y huevos revueltos.

Media mañana: puñado de semillas de calabaza tostadas.

Almuerzo: ternera asada con ensalada.

Media tarde: yogurt natural sin azúcar con almendras.

Cena: huevos turcos con tocineta.

Día 11

Desayuno: aguacate, queso fresco y té o infusión

Media mañana: puñado de frutos secos.

Almuerzo: pechuga de pollo a la parrilla con ensalada de lechuga y aderezo de aceite de oliva

Media tarde: porción de gelatina baja en azúcar y fresas

Cena: tortilla de bacalao

Día 12

Desayuno: huevos revueltos con jamón serrano.

Media mañana: yogurt natural sin azúcar con frutas.

Almuerzo: salmón al horno con brócoli gratinado.

Media tarde: un puñado de nueces.

Cena: pollo horneado con aguacate y huevo.

Día 13

Desayuno: jamón de pavo, queso fresco y frutas rojas.

Media mañana: yogurt natural sin azúcar con blueberry.

Almuerzo: ensalada de cangrejo.

Media tarde: té o café sin azúcar con rebanadas de queso y jamón.

Cena: tortilla con especias acompañada de ensalada de tomate y espinaca.

Día 14

Desayuno: yogurt con nueces, rebanadas de queso y té o café sin azúcar.

Media mañana: puñado de almendras.

Almuerzo: gambas salteadas con vegetales.

Media tarde: ración de frutas (moras o berries).

Cena: atún con calabacín salteado.

Es importante tener en cuenta que el proceso de cetosis depende de la energía que demanda el cuerpo. Por ello, quienes realizan actividad física pueden incluir una proporción superior de frutas cítricas o de coles y otras hortalizas. De manera análoga, quienes tienen un gasto calórico reducido deben eliminar este tipo de frutas y hortalizas de la dieta.

Ayuno intermitente

El ayuno es una práctica milenaria que ha estado presente siempre como parte de la alimentación, pero que en tiempos recientes ha quedado en desuso por las personas en general. Solo unos pocos acostumbran a ayunar de manera consciente.

Esto se debe en parte a que se han generado todo tipo de mitos alrededor del ayuno. Por ejemplo, la mayoría considera que ayunar es dejar de comer durante todo el día durante varios días. Ciertamente, este es un tipo de ayuno, pero no el único.

Así, cuando se habla de perder peso, aumentar la cetosis y reducir la resistencia a la insulina, se pueden optar por regímenes de ayuno 12/12, 16/8, 18/6, 20/4 y 24 horas. Cada uno puede practicarse continuamente durante un periodo de hasta 90 días. En este sentido, el más habitual es 16/8, donde se ayuna durante las primeras 16 horas y luego se come libremente durante las siguientes 8 horas.

Además, se debe considerar que durante las horas de ayuno se pueden ingerir ciertas bebidas para mantener la hidratación del cuerpo, tales como agua y té de hierbas. El café negro, sin cremas, lácteos y azúcar es otra posible bebida, sin embargo, se debe estar atento a cualquier alteración que la cafeína pueda realizar en el metabolismo.

Por otra parte, los ayunos más extensos como el de 24 horas puede admitir caldos o zumos, según las indicaciones del profesional. Una vez finalizado el periodo de ayuno es fundamental seguir un protocolo que favorezca un reajuste progresivo del organismo.

Pues, dado que una de las razones principales por las cuales se practica el ayuno intermitente es para eliminar la resistencia a la insulina, se debe cuidar de ingerir alimentos que no ocasionen picos de azúcar en la sangre. Lo ideal es romper el ayuno con alimentos bajos en carbohidratos, evitando las harinas, el azúcar, los vegetales almidonados, cereales y granos, por mencionar algunos.

En este orden de ideas, la primera comida luego del ayuno debe contener una poca cantidad de proteína, grasas saludables y fibra. Por ejemplo, frutas bajas en carbohidratos o vegetales verdes, siempre en cantidades pequeñas y prestando mucha atención a la reacción del cuerpo.

Si bien, el ayuno puede favorecer la salud en general de las personas, existen riesgos que excluyen a algunos individuos. En este sentido, no deben ayunar las personas con desnutrición, los niños, las mujeres embarazadas o en periodo de lactancia, las personas con reflujo u otros desórdenes gástricos y quienes padecen de diabetes.

Tampoco pueden ayunar quienes se están iniciando en la dieta cetogénica, ya que esto conlleva restricciones para el organismo. Por ello, solo quienes ya tienen tiempo suficiente con la dieta cetogénica, y siempre bajo la supervisión de un profesional, podrán superponer ambos regímenes.

Dieta mediterránea

Esta dieta tiene algún tiempo de existencia, y desde sus inicios ha disfrutado de popularidad. Esto se debe a que quienes la emplean han verificado resultados reales en relativamente poco tiempo. Además, cuenta con respaldo científico, y es bastante variada en la cantidad de alimentos a consumir, lo que ha facilitado su implementación por largos periodos de tiempo.

Entre los alimentos de mayor presencia en esta dieta se destacan las frutas, las verduras, el pescado, los cereales integrales, las legumbres y el aceite de oliva. Es un régimen bajo en carne roja, azúcares y grasas dañinas. Es idónea para quienes viven en las inmediaciones geográficas del mar mediterráneo. Aunque es extrapolable a cualquier persona, incluso si se vive en América o cualquier otro rincón del mundo.

Entre sus aportes principales, destacan gran cantidad de vitaminas, antioxidantes, betacarotenos y ácidos grasos monoinsaturados. Además, si se desea obtener un mayor provecho de estos nutrientes, así como del sabor de los platos, conviene entonces, dar prioridad a los productos de temporada. Por ejemplo, un menú diario durante los meses de invierno sería:

Desayuno: café con leche, tostada de pan integral con aceite de oliva, una manzana y un vaso de zumo de naranja natural.
Comida: potaje de lentejas, albóndigas con guisantes y zanahoria y, de postre, una porción de fresas.
Merienda: compota de membrillo.
Cena: ensalada de berro y espinacas, pescado al horno y patata asada.

Dieta DASH

DASH es acrónimo de 'Dietary Approaches to Stop Hypertension' o, en español, 'Enfoque alimenticio para detener la hipertensión'. Fue desarrollada por el Instituto Nacional de Salud estadounidense para tratar a pacientes con tensión alta. Sin embargo, pese a que no se desarrolló como una dieta de adelgazamiento, la práctica ha demostrado que puede ofrecer resultados estupendos en esta área.

Entre sus principales características se encuentra la prohibición de grasas saturadas, azúcares refinados y carbohidratos. De esta forma, rechaza los alimentos ultraprocesados debido a las grandes cantidades de sal y azúcar. También aplica medidas restrictivas sobre el consumo de alcohol, y dado que está dirigido a personas hipertensas también limita en buena medida el uso de la sal, sustituyéndolos por hierbas aromáticas.

No obstante, es una dieta suficientemente variada y amplia como para implementarla a largo plazo. Permite el consumo de frutas, verduras y lácteos bajos en grasa. Esto la hace rica en fitoquímicos, flavonoides, carotenos y fitoesteroles, todos estos de efecto antioxidante. También hace uso de cereales integrales, carne magra, pescados y legumbres, pero de forma más restringida.

Sin embargo, el aspecto más relevante de esta dieta es su respaldo científico. Pues, contrario a lo que ocurre con otras dietas, la DASH cuenta con numerosos estudios que avalan su aplicación. Pues, ha sido diseñada a partir de dichos estudios, comprobando su efectividad no solo en los casos de hipertensión, sino también en la aparición de cálculos renales, control de la diabetes y en la pérdida de peso. Esto último, siempre que se combine con ejercicio.

En el marco de la dieta DASH, el siguiente podría ser un menú diario:

Desayuno: sándwich integral de pavo y tomate, una porción de fruta y alguna infusión, zumo o café sin azúcar.
Media mañana: una taza de yogurt sin grasa con granola o frutas.
Almuerzo: pasta integral con tomate natural y mejillones.
Media tarde: puñado de frutos secos.
Cena: Ensalada de atún (preferiblemente de origen natural, en lugar de enlatado) con arroz integral o un bollo pequeño de masa fermentada.

Dieta TLC

Esta dieta se destaca por su excelente diseño nutricional, satisface el consumo de proteínas, carbohidratos y grasas, además, aporta fibra y calcio en suficientes cantidades. Al igual que la dieta DASH, esta dieta fue creada por el Instituto Nacional de Salud estadounidense, específicamente para personas con colesterol alto.

Por tanto, resulta ideal para prevenir y tratar las enfermedades cardiacas y también para bajar de peso, aunque puede ajustarse a la alimentación de cualquier persona, pues, es una dieta totalmente segura, no produce una rápida pérdida de peso ni ningún otro problema que comprometa la salud de quien la sigue. En este sentido, se puede implementar como un régimen de alimentación permanente.

En general, se caracteriza por fomentar el consumo de grandes cantidades de frutas y vegetales, granos enteros, lácteos bajos en grasa, así como alimentos ricos en fibras, pescados y aves.

Por su parte, las grasas saturadas como las presentes en las carnes rojas, las comidas fritas y los lácteos enteros están prohibidos. Asimismo, los pasteles y cualquier alimento elaborado a partir de harinas blancas refinadas y azúcar, debido a su alto contenido en grasas trans.

Ejemplo del menú de la dieta TLC:
Desayuno: taza de avena con leche descremada, café o infusión y una porción de frutas.
Media mañana: yogurt descremado con granola.
Almuerzo: sándwich de carne asada con ensalada cruda y una manzana.
Media tarde: 2 tazas de palomitas de maíz cocinadas con aceite de canola.
Cena: arroz con verduras crucíferas, una taza de yogurt descremado y una porción de frutas.

Dieta Flexitariana

Llevar una dieta flexitariana supone una reducción considerable de carnes. Asimismo, se incrementa el consumo de alimentos más favorables como frutas, verduras, legumbres y pescados, lo cual supone un cambio positivo en los hábitos alimenticios.

Si bien, la mayoría de las personas comen vegetales y carne, los flexitarianos se distinguen en que su alimentación se basa fundamentalmente en una dieta vegetariana, siendo la carne algo ocasional y en muy pequeñas cantidades.

Esto, a su vez contribuye en el proceso de perder peso, pues las frutas, verduras y legumbres otorgan una mayor sensación de saciedad, moderando la cantidad de calorías ingeridas. Además, no contienen grasas nocivas y son ricas en fibras solubles, facilitando el tránsito intestinal y en consecuencia la cantidad de calorías absorbidas por el cuerpo.

Por ello, esta es una estupenda alternativa para mejorar la salud en general y deshacerse de los kilos de más. El siguiente ejemplo de un menú flexitariano puede ser útil si se decide seguir este tipo de régimen:

Desayuno: té o café, pan de centeno tostado con queso fresco y espinacas.
Media mañana: yogurt natural sin azúcar con avena y frutas picadas o nueces.
Almuerzo: ensalada de arroz y lentejas con aguacate.
Media tarde: un vaso de leche, galleta de avenas y uvas pasas.
Cena: ensalada de salmón y patatas con hierbas frescas.

Beber agua

Sin duda alguna, beber agua es uno de esos consejos que siempre se escuchan cuando de perder peso se trata. La razón de esto es que este líquido impacta de muchas formas el organismo, pues gran parte del cuerpo humano se compone de agua, bien precisan de ella para funcionar correctamente.

Así, en primer lugar, se tiene que estar hidratado, ya que esto ayuda a reducir la sensación de hambre. De hecho, es muy común confundir tener sed con tener hambre. En consecuencia, es indispensable mantenerse hidratado si se desea ingerir menos calorías y adelgazar.

Por otra parte, el agua ayuda a la excreción de los residuos de los riñones y los intestinos. Por tanto, no tomar suficiente agua puede derivar en estreñimiento y un sobreesfuerzo de los riñones, y ya conocemos los efectos del estreñimiento para el peso y la salud en general.

En este sentido, conviene tomar muy en serio la ingesta de agua, tomando como guía no tanto la sugerencia habitual de al menos 2 litros diarios, sino las señales del cuerpo cuando tiene sed. Los signos más usuales son garganta y boca secas, pero a medida que la sed se transforma en deshidratación se puede experimentar dolor de cabeza, fatiga, mareos, entre otros síntomas.

En cuanto a la confusión entre sed y hambre, te conviene beber agua y esperar quince minutos. Si la sensación de hambre desaparece, en realidad tenías sed, si persiste entonces verdaderamente se trata de hambre. De esta forma, evitas consumir calorías innecesariamente, a la vez que fomentas la buena hidratación de tu cuerpo.

Desayunar sin falta

Las personas pueden pasar de 10 a 12 horas desde la cena hasta el desayuno. Por tanto, al levantarse los niveles de energía (glucosa) suelen estar al límite, incluso bajo en algunas ocasiones. Esta es la razón de que un desayuno completo y equilibrado sea tan determinante para poder afrontar el día con energía.

Asimismo, un buen desayuno previene los bajones de azúcar que pueden surgir entre horas. Para que se le pueda catalogar de "buen desayuno" es preciso que tenga un aporte de energía de 400 calorías en promedio. Además, debe estar compuesto de un lácteo, un cereal y alguna fruta. El lácteo puede sustituirse por otra fuente de calorías como huevos o carnes magras.

Por otra parte, conviene dedicar, al menos, 15-30 minutos para degustar cada bocado, esto no solo contribuye al estado físico, también favorece la salud mental. Comer en el coche o en el escritorio frente al pc, puede jugar en contra de la pérdida de peso.

Los beneficios de un desayuno abarcan mejoras en el rendimiento físico y mental a lo largo del día, facilita la pérdida de grasa corporal, contribuye a la buena salud general y favorece el crecimiento en los niños.

Cocinar y comer en casa

El estilo de vida actual, las ocupaciones laborales y la escasez de tiempo, hacen que cada vez se coma más fuera de casa. Aun cuando se coma en el hogar, muchas veces ha sido comida a domicilio.

Estos son hábitos contrarios a un régimen de alimentación saludable, pues, cuando se come fuera de casa existen elementos difíciles de controlar, tales como las proporciones, los ingredientes a utilizar y la calidad general de la comida. Por tanto, estás más propenso a comer grasas y carbohidratos sin control.

Por otra parte, en un restaurante es más fácil caer en la tentación. De pronto la carta de postres se hace irresistible, incrementando las posibilidades de salirse de la dieta. Esto, no sucede en casa, pues allí tienes un mayor control sobre los alimentos disponibles y por tanto sobre lo que comes y lo que no.

Planificar con antelación cada comida

La desorganización en relación a las comidas, suele conllevarte a que te saltes las comidas. Como resultado, cuando tienes la oportunidad, terminas por comer de más. Pues, a mayor hambre, mayores son las posibilidades de sufrir un atracón de comida.

Otro problema de la falta de un plan es que te dificulta que hagas las compras a tiempo, o peor aún que compres alimentos poco saludables. Por ello, se tiende a realizar más comidas en la calle, primordialmente comida chatarra. Todo esto dificulta cada vez más la pérdida de peso, para evitarlo te conviene seguir las siguientes pautas para un plan de alimentación saludable exitoso:

1. Elabora el menú semanal: este primer paso inicia por realizar una lista de aquellos platillos que no solo te gustan, sino que también encajan en el marco de una dieta saludable. Además, debes especificar los ingredientes requeridos para cada uno de estos platos.

2. Equilibrarlo y variar: conforme pasa el tiempo las necesidades alimenticias pueden cambiar. La edad, el nivel de actividad física, entre otros inciden en las demandas calóricos del organismo. Por ello, es preciso que modifiques el menú para adaptarlo a los nuevos escenarios metabólicos que tienes.

Además, comer lo mismo cada semana o cada mes puede aburrirte. Esto, sin considerar que si comes siempre lo mismo es posible que dejes muchos alimentos por fuera. Al variar los platos y sus alimentos regularmente garantizas una dieta más equilibrada y beneficiosa.

3. Pon el menú por escrito y colócalo en un lugar visible: mantén el menú a la vista, colgado en la nevera, por ejemplo, esto te facilitará el apegarte a la planificación, y por consiguiente el éxito de la dieta.
4. Realiza la lista de la compra de acuerdo al menú: ir al supermercado sin la lista de compras es un terrible error. Pues, si no compras todo lo necesario para preparar los platos que has planeado, te será imposible cumplir con lo estipulado.

5. Dispón de todos los alimentos necesarios para la elaboración de tu menú. Por ello, lo mejor será tener el menú a la mano al momento de realizar la lista de compra, a fin de que no falte nada en tu despensa.

6. Cocina en grandes cantidades: otra dificultad en el cumplimiento de un régimen alimentario, es tener hambre por no tener nada preparado en casa.

¿Resultado? Terminarás por comer afuera, recayendo en la perjudicial comida chatarra. Para evitar esta situación, lo ideal es tomar un día para cocinar comida para al menos un par de días. De esta forma, siempre encontrarás algo sano en el refrigerador para calentar y comer.

7. Divide en porciones. También es una idea conveniente adelantar algunas preparaciones, limpiando y cortando. Por ejemplo, sazonar y cortar en porciones las carnes, facilita mucho la tarea de cocinar, algo que se agradece especialmente entre semana cuando el tiempo es escaso.

Cariño y creatividad

Cumplir con un régimen dietario puede parecer algo difícil y sumamente tedioso por la cantidad de cambios que una dieta saludable suele suponer. Sin embargo, son muchas las cosas deliciosas que se pueden preparar a partir de alimentos saludables. Es solo cuestión de ajustar la perspectiva y animarse a probar nuevas recetas, incluso, dejar volar la imaginación e inventar recetas propias.

Además, hacer cada preparación con cariño, es otro aspecto esencial. En especial porque se está cocinando para sí mismo y para la familia. Disfruta de cada momento cocinando, involucra todos los sentidos y con la firme intención de que esos alimentos sanarán todo lo que haya que sanar. De esta forma, en poco tiempo tendrás más y más recetas saludables que te satisfarán en sabor y en calidad por igual.

Repaso: Principales hábitos alimentarios saludables

No siempre es sencillo realizar todos los cambios necesarios para comer saludablemente. Por ello, acá se sintetizan los puntos más importantes, que de ninguna manera se deben olvidar en el camino al estado físico que se desea.

1. Lejos de enfocarse en el peso o en la cantidad de calorías, conviene ocuparse de comer alimentos saludables y seguir una dieta balanceada. No es necesario eliminar ningún alimento, solo cuidar las cantidades y la frecuencia.

2. Diversas razones pueden llevar a una persona a acumular grasa y ganar peso, pero consumir más calorías de las que se queman al día es indiscutiblemente la principal causa. Para evitar esto, se deben realizar los cálculos que indiquen cuántas calorías requiere cada persona según sus necesidades particulares.

3. Entre los alimentos a evitar se destacan aquellos ricos en grasas pocos saludables y azúcares añadidas. Por ejemplo, panes, bollos, embutidos, carnes grasas, entre otros. Los alimentos ricos en hidratos de carbono también exigen moderación, estos son mayormente los cereales. Por tanto, se deben preferir los cereales integrales.

4. Existen diferentes tipos de grasas, pudiendo distinguir entre grasas buenas y grasas malas. Las primeras se encuentran en alimentos como aguacates, aceite de oliva y frutos secos. Mientras las segundas, altamente dañinas, están presentes en las frituras, aceites hidrogenados, y grasas animales.

5. Si bien lo mejor es seguir una dieta saludable y equilibrada, algunos planes de alimentación pueden servir de contingencia y servir de puente entre el estado actual y uno más saludable.

6. Entre las dietas más recomendadas destacan: la dieta mediterránea, dieta cetogénica, dieta DASH y la dieta flexitariana.

7. El desayuno es la comida más importante del día, debe ser completo y equilibrado. Bajo ninguna circunstancia debe pasarse por alto u omitirse. Además, conviene dedicar tiempo suficiente al comerlo.

8. El agua es la mejor bebida que existe, sustituye tanto como pueda las sodas, los jugos y demás, por agua.

9. Planificar la alimentación semanal y diaria es sencillamente indispensable para garantizar la adherencia al régimen que estés siguiendo.

10. La mayoría de las dietas y expertos coinciden en que lo idóneo es realizar cinco comidas al día. Esto es: desayuno, merienda de media mañana, almuerzo, merienda de media tarde y cena.

11. El alcohol y el tabaco son contrarios a las dietas saludables, deben erradicarse por completo de los hábitos y la rutina regular.

12. Si se ha cometido algún exceso alimenticio, se puede compensar aligerando la siguiente comida. Ahora bien, lo que nunca debe hacerse es saltarse una comida.

13. Al igual que el azúcar, la sal debe evitarse y sustituirse con hierbas aromáticas.

CAPÍTULO V:
EL HÁBITO DEL EJERCICIO FÍSICO CONTRA LA OBESIDAD

La necesidad del ejercicio para prevenir y combatir la obesidad es ampliamente conocida. Sin embargo, millones de personas en el mundo llevan un estilo de vida sedentario, no se ejercitan con regularidad, ni consideran la posibilidad de dejar a un lado el coche o apartarse de la televisión, la computadora o el móvil.

En definitiva, la inactividad se propaga rápidamente, al tiempo que la cotidianidad facilita cada vez más este tipo de conductas, y el coste de todo ello es altamente elevado, los problemas de salud son cada vez más comunes, al punto de que la obesidad es considerada la pandemia del mundo actual. Cada vez existe un mayor número de adultos y niños obesos y mientras no se realice un cambio real y profundo, esta tendencia solo continuará en alza.

Riesgos para la salud del estilo de vida sedentario

La OMS considera como actividad física, cualquier movimiento producido por el músculo esquelético que conlleve a un incremento del gasto calórico. La falta de este tipo de actividad, supone que las calorías ingeridas, no sean quemadas y se almacenen en forma de tejido adiposo. A largo plazo esto es sobrepeso y obesidad ocasionado por un estilo de vida inactivo.

Esta situación, no solo supone un inconveniente estético, sino que se relaciona con una infinidad de afecciones físicas, que van desde las patologías más leves a las más mortales. Por ejemplo, el sedentarismo puede llevar a la pérdida de masa y resistencia muscular, debido a que los músculos no se usan suficientemente.

El metabolismo también puede presentar problemas, especialmente para sintetizar grasas y azúcares. Otros sistemas biológicos que pueden afectarse por la falta de actividad física son el sistema inmunitario, la circulación y el endocrino. Además, también existe una correlación con sentimientos de vergüenza y timidez sobre el propio cuerpo, derivando en problemas de autoestima.

De manera más alarmante, la obesidad o sobrepeso sostenido en el tiempo, puede ser una causa de muchas enfermedades crónicas: obesidad, enfermedades del corazón, presión arterial alta, colesterol alto, accidente cerebrovascular, síndrome metabólico, diabetes tipo 2, ciertos tipos de cáncer, osteoporosis y caídas.

Beneficios de realizar ejercicio

Ejercitarse de forma regular es beneficioso para el organismo, mejorando la salud general de las personas. Así, entre los beneficios más importantes están los siguientes:

- Reduce el riesgo de obesidad

Dado que se incrementa la quema de calorías, se suele evidenciar, aún con ejercicio moderado, un descenso en el peso corporal. Al mismo tiempo, se reduce la posibilidad de padecer otras enfermedades asociadas al sobrepeso, tales como la hipertensión arterial y la diabetes tipo 2. También ayuda a prevenir enfermedades reumáticas como la artritis, artrosis y la osteoporosis.

- Incrementa la producción de ciertos neurotransmisores

Entre los más notorios están la dopamina y la serotonina, ambos asociados a estados de ánimo positivos. Además, estos elementos inciden en funciones vitales como la regulación del sueño, la sensación de placer, la función sexual, la toma de decisiones y algunos procesos cognitivos.

- Aumenta la autoestima

Cuando hacemos ejercicio nos sentimos muy bien acerca de nosotros mismos. La persona que hace ejercicio se ve y se siente mejor, debido a que la actividad física, contribuye con una imagen saludable, lo cual conlleva a la aceptación de nuestro cuerpo.

¿Cómo mejorar los hábitos físicos?

Es fácil alarmarse si se lee toda esta información sobre la obesidad y el sedentarismo. Sin embargo, adquirir nuevos hábitos relacionados con el entrenamiento físico no es difícil. Aunque si se requiere de disciplina, dedicación y la decisión de hacerlo.

Para facilitar la tarea, se aconseja seguir las siguientes pautas:

1. Comenzar con poco

Desde luego, si se trata de una persona sedentaria, lo mejor será comenzar lentamente, comenzando con una rutina simple para luego incorporar nuevos ejercicios y dificultades gradualmente.

Hacer poco ejercicio es siempre mejor que nada. Además, pasar de cero a cien incrementa las posibilidades de abandonar y de sufrir algún accidente o enfermedad. Eventualmente, se podrán alcanzar metas más ambiciosas.

2. Elegir el tipo de ejercicio adecuado

Existen maneras diferentes de hacer ejercicio, cada una enfocada en el tipo de resultado que se desee obtener. De manera general, estos se pueden clasificar en tres grupos:

- Ejercicios aeróbicos: trabajan los músculos y favorecen la capacidad pulmonar. También son conocidos como cardiovasculares, por lo que fortalecen el corazón, venas y aumentan la frecuencia cardíaca.

- Ejercicios de flexibilidad: en este grupo se encuentran cualquier ejercicio de estiramiento. Por lo general, no requiere de herramientas para su realización, basta con el cuerpo mismo. Así, entre los más comunes se encuentra el yoga, el taichi y el pilates.

- Ejercicios de fuerza y resistencia: estos sí requieren de elementos como barras, mancuernas o pesas. Son ideales para combatir la pérdida de masa muscular.

En todo caso, cuando de ejercitarse se trata se recomienda involucrar las tres clases de ejercicio: ejercicios de fuerza, aeróbicos y de elasticidad. Esta combinación es propicia cuando de perder grasa y recuperar masa muscular se trata. Además, es una manera segura de incrementar el bienestar físico y la calidad de vida.

Añade actividad física en las tareas cotidianas

La raíz del sedentarismo no se encuentra en la cantidad de entrenamiento físico que se haga, como en la vida cotidiana. Por ejemplo, el nivel de inactividad de una persona que pasa todo el día sentado en la oficina, no será el mismo al de un bombero.

Sin embargo, independientemente de la ocupación que se tenga, es posible aumentar la actividad física sin mayor esfuerzo. Por ejemplo, se puede optar por subir las escaleras en lugar de usar el ascensor o caminar en vez de conducir o tomar el transporte público. Estos dos pequeños cambios son suficientes para quemar un mayor número de calorías día a día.

Practicar algún deporte

El deporte es un extraordinario complemento en los regímenes para la pérdida de peso. Según el que se elija se podrá consumir mayores calorías, así mientras el taichi o el golf apenas superan las 200 calorías por cada sesión, el fútbol supera las 700 calorías.

En todo caso, el deporte tiene una ventaja sobre el entrenamiento tradicional ya que resulta más entretenido. Además, el componente social y competitivo que le acompaña es muchas veces un aliciente y motivador.

Ser más activo en la casa

Tanto si se vive en casa o en apartamento, solo o con otras personas, el hogar demanda la realización de diversas tareas cuya realización supone un consumo calórico.

Actividades de jardinería

Muchas casas tienen un jardín, cuyo cuidado supone muchas veces actividades físicas. Si bien, estas suelen ser de intensidad moderada, pueden hacerse a un ritmo mayor o bajo un límite de tiempo.

Moverse mientras se ve la televisión

Todos tienen un programa favorito que es imposible perderse, pero que supone una o varias horas en el sillón. Para cambiar esto, se aconseja hacer uso de las pesas de mano, de la caminadora o simplemente realizar alguna rutina de yoga o aerobicos mientras se mira la televisión.

También puedes optar por hacer ejercicio con algún video de entrenamiento en casa, tan pronto como haya terminado el programa que estabas mirando.

Hacer el aseo enérgicamente

La limpieza de la casa es una tarea que demanda cierta cantidad de energía, pudiendo llegar a quemar una cantidad generosa de calorías. En este sentido, se debe ver cada sesión de limpieza como una manera de quemar unas pocas calorías que no se quemarán de otra forma.

Ser más activo en el trabajo

De la misma forma en que es posible impulsar la actividad física en casa, se puede hacer en el trabajo. Esto es especialmente necesario, si se trabaja sentado la mayor parte del día. Así, la primera sugerencia supone dejar la silla y el escritorio y moverse durante algunos minutos cada hora.

Asimismo, cuando se deba atender una llamada, conviene levantarse y si es posible hacer desplazamientos mientras se habla por teléfono. Si está dentro de las posibilidades de la empresa o el trabajador, un escritorio con cinta de correr puede poner fin al sobrepeso. De igual forma, los escritorios de pie son una estupenda opción.

Como ya se ha señalado, una alternativa estupenda es subir y bajar por las escaleras y no por elevador. A esto puedes sumar el emplear parte de la hora de descanso para caminar o hacer alguna actividad física. En lugar de llamar o mandar un email a un compañero, puedes caminar directamente hasta su oficina.

Entrenamiento para prevenir la obesidad

El ejercicio físico no solo sirve para eliminar los kilos de más, también sirve para prevenirlos y evitar que aparezcan. Sin embargo, es usual que quienes no presenten sobrepeso descarten cualquier esfuerzo por ejercitarse. Un terrible error si se considera que el sedentarismo es en sí mismo un factor de riesgo para la obesidad.

Así, quienes deciden quedarse en la inactividad son más propensos a acumular grasa y ganar peso, conforme aumentan de edad. El consejo es, entonces, practica alguna una actividad que suponga un gasto calórico de 1.000 calorías a la semana (150 calorías diarias).

En este sentido, conviene tener en cuenta la siguiente tabla de gasto calórico requerido para perder medio kilo de grasa:

Gasto calórico generado por ejercicio continuado para perder medio kilo de grasa

Tipo de Ejercicio	Calorías/minuto	Tiempo
Caminar	5	24 horas
Correr	9	13 horas
Gimnasia	6	20 horas
Ciclismo 20 km/h	11	11 horas
Tenis	7	17 hora
Subir escaleras	17	7 horas

Ejercítate en casa

En ocasiones se considera equivocadamente que solo entrenando en un gimnasio se pueden alcanzar los resultados deseados en cuanto a la pérdida de peso y el mejoramiento físico. Esto es falso, pues en casa se pueden conseguir los mismos resultados que en un centro especializado y en el mismo periodo de tiempo.

No obstante, el verdadero reto lo supone el nivel de disciplina y motivación requerida. Pues, si acudes a un gimnasio sueles contar con un entrenador que se encarga de mantenerte enfocado, o compañeros que te ayudan en el tema motivacional. Pero al hacer ejercicios en casa, muchas veces estarás solo y es más fácil que pierdas el interés.

Para evitar esto, te aconsejo realizar un plan de entrenamiento diario, con distintas rutinas para cada día de la semana. Este debe permanecer en un lugar visible, si es posible acompañado de fotos o imágenes alusivas a la meta que deseas lograr.

Por otra parte, conviene invertir en algunos implementos de entrenamiento, tales como mancuernas, un mat de yoga y algunas bandas elásticas. Con estos en casa, será más fácil y efectivo el entrenamiento. Pero si no los tienen, no hay problema, hay rutinas que te permiten trabajar solo con el cuerpo.

Eso sí, si decides invertir en los medios para ejercitarte, mejor hazlo para comprar los elementos ya señalados en vez de gastar innecesariamente en ropa, zapatos y cientos de outfits para entrenar. En realidad, un par de tenis y ropa cómoda es más que suficiente para ejercitar.

Por otra parte, te sugiero variar las rutinas incorporando prácticas deportivas que te permitan ejercitarte mientras te diviertes con los amigos o rutinas de entrenamiento en espacios al aire libre, esto puede ser el patio de tu casa o algún parque cercano.

Ejercicios para fortalecer el sistema cardiovascular

Los ejercicios cardiovasculares, mejor conocidos como cardio, son aquellos diseñados para mejorar el nivel de resistencia. Bien ejecutados, incrementan el ritmo cardiaco y la respiración al punto de quedar sin aliento. De esta forma, se queman muchas calorías, se favorece el metabolismo y se fortalece el corazón y los pulmones. Además, es una estupenda manera de liberar endorfinas y reducir los niveles de estrés.

Otra ventaja del cardio es que puede realizarse de diversas maneras: corriendo, en bicicleta, en el gym, aerobicos, natación y muchas otras actividades que suponen un estupendo trabajo cardiovascular. Por ello, solo es cuestión de elegir el que mejor te sienta, el que más te guste o simplemente del que tengas más ánimo e ir variando regularmente.

En cuanto al equipo para ejercitarte, solo es necesario algo de música animada y divertida y ¡a entrenar! Así, si deseas entrenar en casa, solo precisas una rutina de ejercicios como la que te explico a continuación:

Saltar la cuerda

Un clásico del cardio con grandes beneficios para la salud, que puede hacerse en casa sin mayor esfuerzo. Además, es muy efectivo en la quema de calorías y por tanto como medio de adelgazamiento. En este sentido, algunos estudios señalan que saltar la cuerda durante 20 minutos equivale aproximadamente a dos horas de correr, suponiendo una velocidad constante.

No solo favorece la resistencia física y la pérdida de peso, también contribuye en la coordinación y el equilibrio. Se aconseja iniciar con 34 series de 25 saltos, e ir avanzando hasta llegar a series de 100 saltos.

Saltos de tijera

También conocidos como jumping Jack, es otro ejercicio muy conocido en el ámbito de los aeróbicos y el cardio en general. Consisten en saltar abriendo las piernas mientras se suben los brazos. Al realizarlo debes cuidar la postura, mirando siempre al frente y contrayendo el abdomen.

Para iniciar, se recomiendan de 3 a 4 series de 12 repeticiones, al igual que el anterior se debe ir progresando hasta alcanzar series de 100 saltos. Entre sus beneficios sobresale el mejoramiento de la condición aeróbica y fortalecimiento del cuerpo. Además, promueve la relajación, fortalece el metabolismo e incrementa la resistencia muscular. Sin duda, una estupenda alternativa para perder peso.

Correr

El running está de moda, sumando millones de adeptos alrededor del mundo. Si bien parte de su éxito se debe a que es un deporte muy accesible, solo hace falta un buen par de zapatos deportivos, también es muy efectivo a la hora de perder peso, fortalecer el sistema cardiovascular y adelgazar.

En este sentido, se estima que a un ritmo de 8 kilómetros/hora se llegan a quemar más de 200 calorías en solo media hora, y al menos 350 en 45 minutos. Además, la puedes realizar al aire libre lo cual favorece tu bienestar mental, aunque también puede sustituirse por trote estacionario y realizarlo dentro de la casa.

Burpees o flexiones avanzadas

Este es un ejercicio un poco más exigente que los anteriores, sin embargo, es igualmente más efectivo como entrenamiento, debido a que ocupa varios grupos musculares. Se sugiere comenzar con series de 10 a 15 repeticiones, e ir incrementando gradualmente conforme vas mejorando la condición física.

Para su ejecución se inicia de pie, para seguidamente agacharse y colocar las manos en el suelo y estirar las piernas. A esto le sigue una flexión de brazos, acercando el pecho al suelo tanto como sea posible. Hecho esto, debes elevarte nuevamente, y con un impulsar llevar las piernas hacia al frente para dar un salto y finalizar en la posición inicial, de pie.

Escalada

Este no es solo un estupendo ejercicio para el corazón, también ayuda a tonificar los músculos de brazos y piernas. Es un ejercicio de gran exigencia, pero también de grandes resultados: mejora la resistencia de la musculatura, la flexibilidad y logra mayor capacidad cardiovascular.

Se inicia con el cuerpo estirado sobre los brazos, en posición de plancha. Para continuar se contraen los abdominales y se lleva una rodilla hasta el pecho. Hecho esto se relaja el abdomen y se devuelve la rodilla a su posición inicial. El movimiento se repite con la otra pierna, y así sucesivamente hasta completar al menos 45 series de 12.

Ejercicios para ganar masa muscular en casa

En la actualidad, existe una obsesión con la delgadez, esto muchas veces deja de lado el trabajo de los músculos para favorecer la pérdida de peso, un grave error que afecta la salud en general, pues la masa corporal la componen los cerca de 600 músculos del cuerpo humano.

Cada uno de estos cumplen con una función en el organismo, sin embargo, el exceso de cardio tiende a adelgazarlos, causando dolencias innecesarias. Por ejemplo, dolencias como las lumbalgias, la ciática, las hernias discales y las luxaciones de hombros provienen de una masa muscular débil e insuficiente.

Por esta razón, los ejercicios de fuerza que permiten ganar masa muscular, no deben faltar en la rutina de entrenamiento. Basta con seguir un entrenamiento adecuado y en cuestión de seis o diez semanas ya se pueden evidenciar los resultados tanto por dentro (salud) como por fuera (imagen).

En este sentido, los siguientes ejercicios son ideales para fortalecer algunos de los músculos más importantes, a la vez que van tonificando y definiendo. En un principio, puedes prescindir de pesas y mancuernas, pero conforme progreses, será necesario incorporarlos en la rutina.

Lo ideal es realizar de 3 a 4 series de 12 a 15 repeticiones por cada ejercicio que se presenta. Así, lo normal es que un entrenamiento dure entre 45 y 90 minutos, aunque esto puede variar en función de tus capacidades.

Por otra parte, es muy importante dejar el tiempo de descanso suficiente entre una serie y otra. Pues, este permite mantener la tensión muscular entre cada serie. Se recomienda, entonces, un descanso de 60 segundos como mínimo y 180 segundos como máximo.

Sentadilla

Un clásico del entrenamiento en casa que nunca debe faltar. Pese a su simpleza, es importante cuidar la técnica, así en primer lugar se separan los pies al ancho de la cadera y hombros. Si gustas, puedes incorporar alguna barra liviana sobre los hombros, que te facilite el mantener la columna más recta.

Así, con la espalda recta, flexionas las rodillas, a medida que vas bajando mantienes la cola hacia el peso y el abdomen prensado. Todo esto mientras formas un ángulo de 90 grados. Lo ideal es sacar la cadera hacia atrás mientras mantienes el torso lo más derecho posible, subiendo nuevamente a la posición inicial.

Este ejercicio contribuye en la definición de los cuádriceps, los glúteos, los isquiotibiales y en menor medida el abdomen. Además, favorece la pérdida de peso, fortalece las articulaciones y mejora el equilibrio.

Estocada

Este ejercicio inicia de pie con las piernas juntas y el tronco erguido, los pies separados a la altura de la cadera y firmemente apoyados en el suelo. Mantienes la columna recta, tratando de mantener el equilibrio. Los brazos puedes extenderlos perpendicularmente hacia los laterales o simplemente puedes dejarlos en la cadera.

Luego, llevas un pie hacia delante, mientras flexionas la rodilla, como si de dar un paso se tratara. Manteniendo esta posición, inclinas el cuerpo hacia delante, con el tronco recto, hasta formar un ángulo de 90 grados.

Finalmente, retornas a la posición inicial y realizas nuevamente el proceso, esta vez con la pierna contraria. Con esto trabajas los mismos grupos de músculos de la vez anterior. Pero sumas los gemelos, abductores y lumbares. Además, involucra las articulaciones del tobillo, rodilla, cadera y todas las que se ubican en la espalda.

Peso muerto

Es un ejercicio bastante completo, trabaja a la mayoría de los grupos musculares del cuerpo. Se puede realizar con peso o si se está empezando solo con una barra liviana. En cualquier caso, debes estar pendiente de hacerlo correctamente, a fin de evitar lesiones.

Flexiona las rodillas manteniendo la espalda totalmente recta, como si trataras de sentarte, a la vez que sacas un poco de cola, esto como una medida de prevención para evitar lesionar los discos de la espalda. Además, se sugiere flexionar un poco las rodillas, para que el peso quede mejor distribuido en todo el cuerpo.

Cuando hayas avanzado, y te levantes debes cuidar que las caderas y los hombros suban al mismo tiempo y la barra deberá subir lo más próxima a tu cuerpo. Bien ejecutado, este ejercicio ayuda a perder peso, fortalecer los músculos y a definir.

Abdominales

Todos desean lucir unos abdominales definidos y sin un gramo de grasa. Para ello, existen muchas maneras de realizarlos. Los más comunes son conocidos como rectos y consisten en tumbarse en el suelo boca arriba con las rodillas flexionadas. Los pies deben estar bien plantados con los talones tan cerca de los muslos como sea posible.

Luego, con las manos en la cabeza y la espalda recta, se acerca el torso a las rodillas. Este mismo ejercicio tiene una versión oblicua y una lateral que permite trabajar además de los músculos centrales los laterales y los abdominales de la parte baja.

Cuando ya domines estos abdominales, puedes incursionar en otras modalidades. Por ejemplo, los ejercicios abdominales de pie, pueden ser muy efectivos en la reducción de la cintura y la tonificación de los músculos abdominales.

Ejercicios para perder grasa abdominal

La grasa abdominal es uno de los grandes dolores de cabeza. No solo se ve mal y supone importantes riesgos de salud, sino que además el abdomen es una de las zonas más difíciles de tratar. Por ello, esta zona más que ninguna otra debe trabajarse con mucha dedicación, entendiendo que no hay ningún atajo posible. No obstante, los siguientes ejercicios pueden facilitar un poco la tarea, gracias a su efectividad eliminando la grasa y tonificando:

Crunch

Este es un ejercicio ideal para combatir los rollitos de grasa de la cintura, y tonificar esta zona abdominal. Para hacerlo, se debe recostar boca arriba con las piernas flexionadas y las manos detrás de la cabeza. Desde esta posición se flexiona para luego regresar a la postura anterior.

Conviene realizar al menos 3 series de 20 repeticiones, descansando entre cada serie, pero entre cada repetición.

Plancha

La plancha o plank, como también es conocida, es un ejercicio de resistencia que trabaja diversos grupos musculares en todo el cuerpo. Sus beneficios en el área abdominal se pueden evidenciar en muy poco tiempo, a la vez que favorece brazos, glúteos y zona lumbar.

Acostado boca abajo, se sirve de los antebrazos para conseguir apoyo, al igual que en los pies. Es importante cuidar la postura de la espalda que debe estar erguida, mientras que los hombros permanecen justo sobre los codos.

Debes mantener esta posición durante 30 segundos, descansando otros 20 segundos y retomando la posición de pancha. Esto se debe repetir al menos 3 veces más.

Laterales de pierna

Este ejercicio debe iniciarse en un nivel suave e ir incrementando la intensidad poco a poco. Para iniciar es preciso acostarse sobre alguno de los dos costados, apoyados en el antebrazo y con las rodillas dobladas en un ángulo.

Una vez adoptada la postura señalada, se levanta la cadera y se eleva la pierna sin estirarla. Luego, con la pierna aún suspendida, se baja la cadera y se descansa unos segundos antes de repetir. En total se deben hacer 3 series de 12 repeticiones por cada lado.

Laterales de pie

Pocos conocen la efectividad de los abdominales de pie, los cuales son más efectivos que aquellos que se hacen recostados. En particular este favorece la cintura y los músculos de la parte baja del abdomen.

Así, de pie y con las piernas separadas a la altura de los hombros, se procede a levantar pierna derecha al mismo tiempo que se toca la rodilla con el codo contrario. Basta con hacer 10 repeticiones de cada lado hasta completar 4 serie. Haz 10 repeticiones con cada pierna y completa 4 series.

Levantamiento con sentadilla

Otro estupendo ejercicio de pie para trabajar los abdominales. Consiste en realizar una sentadilla y al momento de subir levantar la pierna, estirando tanto como se pueda hacia un lado. De nuevo en la posición inicial, se hace lo mismo con la otra pierna. Continuar hasta completar 3 series de 10 repeticiones con cada lado.

Ejercicios para trabajar los brazos

Los brazos son afectados rápidamente cuando se sube de peso. No solo acumulan grasa, sino que ante la falta de tono muscular se muestran flácidos y colgantes. Para corregir esta situación, se puede probar con la siguiente rutina de tonificación para los brazos.

Flexiones de pecho

Un ejercicio básico en casi cualquier entrenamiento, que ayuda a trabajar el área pectoral, así como a dar forma a los tríceps. Para realizar el ejercicio, es preciso tumbarse boca abajo y colocar las manos a la anchura de los hombros. Desde ahí, es cuestión de empujar el suelo para separar el cuerpo de este, luego baja, disminuyendo el espacio de separación.

Al iniciar es posible que no se pueda realizar el ejercicio sobre la punta de los pies, en estos casos se debe apoyar sobre las rodillas. Realizar de 34 series de 12 repeticiones cada una.

Flexiones de tríceps

Muy similar al ejercicio anterior con la salvedad de que se colocaran las manos directamente bajo los hombros con los codos apuntando hacia atrás. Al igual que en las flexiones de brazos, se debe subir y bajar, cuidando la postura.

Curl de bíceps

De pie con las rodillas ligeramente flexionadas y en cada mano una mancuerna, se doblan los codos mientras se llevan las muñecas a los hombros. Por último, se baja de espacio y se repite hasta completar 3 series de 30.

Press de Pecho con Mancuernas

El press de pecho trabaja el pecho, los hombros y los tríceps. Para realizarlo se requiere de un banco y la posición inicial es acostado sobre el banco, por lo que este debe ser plano y lo suficientemente largo. Entonces, acostado boca arriba se deben levantar las mancuernas hacia el pecho, deteniendo el movimiento antes de tocar el pecho.

Seguidamente, se llevan las mancuernas hacia arriba, sin llegar a estirar al máximo los brazos. Todo el ejercicio se debe repetir en 3 series de 6.

Ejercicios para fortalecer los glúteos

Una rutina para fortalecer incluye ejercicios como los que se han abordado anteriormente, tales como sentadillas, saltos de tijera, correr o saltar la cuerda. Sin embargo, existen algunos otros que no pueden pasarse por alto, ya que ofrecen estupendos resultados en el fortalecimiento de los glúteos:

Step

Este ejercicio consiste en emular la acción de subir y bajar escaleras. Esto se debe a que las escaleras son uno de los recursos más efectivos que se pueden emplear para trabajar los glúteos. Así, un buen paso para un trasero hermoso es olvidarse del ascensor y las escaleras eléctricas, subir y bajar las escaleras puede convertirse en un gran aliado.

No obstante, si no se tiene acceso a escaleras de manera regular se puede entonces recurrir a este ejercicio. Para ello se requiere de un banco, cualquier altura estará bien, aunque mientras más alto mayor será la dificultad. En total se deben realizar 3 series de 12 repeticiones cada una.

Zancada lateral

La zancada lateral es un ejercicio bastante sencillo ideal para fortalecer los glúteos y las piernas. Trabaja diversos músculos como el glúteo mayor, cuádriceps, los trapecios y hasta los abdominales oblicuos entre muchos otros.

Para ejecutar la zancada lateral, se debe iniciar con la espalda recta y mirando al frente. Mientras los pies deben apoyarse en el suelo. Los brazos pueden ir señalando al frente para mejor estabilidad o simplemente caídos a los lados.

Una vez en posición, se debe desplazar horizontalmente una de las piernas, de manera tal que se deba desplazar suficientemente la rodilla. La rodilla y la planta de los pies deben quedar perpendiculares. Para mantener la espalda recta se deben mantener contraídos los músculos del abdomen.

Finalizada la zancada, se retorna a la posición inicial y se repite el ejercicio con la otra pierna. En total se espera que se realicen al menos 3 series de 12 repeticiones cada uno.

El puente

Es uno de los ejercicios más conocidos en cuanto a la tonificación de los glúteos. Para llevarlo a cabo, es necesario recostarse boca arriba y levantar el haciendo fuerza con los muslos, y finalmente se mantiene la posición durante algunos segundos, entre 5 y 7 segundos será suficiente. Seguidamente se descansa cinco segundos y se repite el ejercicio.

Levantamiento lateral de las piernas

Para empezar, se usan las cuatro extremidades para apoyarse sobre el suelo. Los brazos deben quedar completamente extendidos. Luego apretando la región abdominal, se procede a levantar y estirar lentamente una pierna hacia un lado hasta alinearla con la cadera.

Esta última posición se sostiene durante 15 segundos y finalmente se regresa a la postura inicial. Esto se repite 15 veces y se completan de 4 a 5 series.

Salto estrella

Desde la posición de pie, las manos se colocan sobre las rodillas, contraes los músculos del abdomen y las piernas, y finalmente das un salto vertical extendiendo brazos y piernas hacia atrás representando la forma de una estrella. Al caer debes adoptar nuevamente la posición inicial.

Se sugiere realizar 3 series de 12 repeticiones cada una, tomando 10 segundos de descanso entre una serie y otra.

Elimina la celulitis

El sobrepeso rara vez viene solo, por lo general con él aparecen otros problemas de salud, emocionales y estéticos. Entre estos últimos se encuentra la celulitis, que pese a que no es tarea fácil puede erradicarse de la misma manera que la obesidad. Esto es con ejercicio físico y cambios en la alimentación.

En relación a los alimentos, lo mejor será alejarse de los productos ricos en sal y de las grasas. Por lo demás, el sedentarismo es un importante causante de su aparición, así que se aconseja mantenerse en constante movimiento. Pero si ya ha llegado, estos ejercicios pueden contribuir a su eliminación:

- Ejercicios como trotar, correr, bicicleta o aeróbicos.
- Sentadillas
- Zancadas
- Zancadas laterales
- Levantamiento de pelvis o puente
- Elevación de pierna lateral: También conocido como patada de burro, fortalece la parte trasera de las piernas y los glúteos.
- Subir escaleras

Es importante que estos ejercicios se realicen con regularidad y constancia, de lo contrario, no conseguirás el efecto deseado, la celulitis permanecerá e incluso si los hábitos alimenticios lo permiten, podría empeorar.

Rutina de 15 minutos

Esta es una rutina ideal para quienes están en proceso de cambiar sus hábitos. En este sentido, los ejercicios sugeridos aquí son fáciles pero muy efectivos, la clave es perseverar hasta crear la costumbre de ejercitarse a diario.

Como el propósito es crear un hábito, te conviene preparar el área donde te ejercitarás e incluso la vestimenta. La idea es crear un ambiente propicio para el ejercicio. Por otra parte, antes de entrar en materia, es importante estirar cada parte del cuerpo para reducir la posibilidad de lesiones.

Asimismo, debes cuidar la alimentación a fin de tener la energía necesaria para afrontar la rutina. También es muy importante beber agua, para prevenir la deshidratación. Revisados todos estos aspectos, no queda más que iniciar el ejercicio.

Sentadillas con salto

Con los pies separados a la altura de los hombros, la punta de los pies ligeramente inclinados hacia afuera y la espalda recta, lleva la cadera hacia atrás y flexiona las rodillas. Acto seguido, contrae los músculos de los muslos y salta hacia arriba y cae de nuevo en la posición inicial.

Lo ideal es realizar 3 series de 12 repeticiones, aunque los primeros días estará bien si haces un poco menos.

Flexiones con un solo brazo

Un ejercicio destinado a desarrollar mayor fuerza y resistencia, para iniciar debes adoptar la posición de la plancha. Piernas, la espalda y el cuello deben formar una línea recta y los brazos un ángulo recto que permitan bajar un poco.

Ahora bien, con el cuerpo arriba, es decir los brazos levemente extendidos, toca un hombro con el brazo contrario. Entonces, acerca y retira el cuerpo del suelo de la misma manera en que se hace en una flexión normal. La recomendación es realizar 12 repeticiones con cada brazo.

Plancha con salto

Se inicia con la misma postura del ejercicio anterior, cuidando la rectitud de la espalda, cuello y piernas. Además, debes contraer muslos y abdomen y doblar los brazos en ángulo recto. Seguidamente, debes saltar llevando los pies debajo de las caderas.

En este punto haces una pausa y con las manos firmes en el suelo salta nuevamente a la posición de inicio. Realizar 3 series de 10 repeticiones.

Para completar la rutina debes incorporar los siguientes ejercicios, intercalados con los tres anteriores:

Abdominales en V

Un excelente ejercicio para tratar la grasa localizada en el abdomen. La posición inicial es recostados sobre el suelo boca arriba, con los brazos y piernas extendidos. Las manos deben apuntar hacia atrás por los laterales de la cabeza con las palmas mirando hacia arriba.

Ya en posición inicial contrae los músculos del abdomen y procede a elevar lentamente el torso y las piernas de forma simultánea. Ahora el cuerpo forma una "V", esta postura se sostendrá durante aproximadamente 15 -20 segundos. Transcurrido este tiempo regresa despacio a la posición inicial. Se debe repetir 15 veces para formar 3 series diferentes.

Tijeras 4 series de 15 repeticiones
Steps 4 series de 15 repeticiones
Abdominales laterales de pie 3 series 15 repeticiones
Sentadillas 3 series de 15 repeticiones.

Repaso: El hábito del ejercicio físico contra la obesidad

1. La obesidad no solo es un factor de riesgo para múltiples enfermedades, sino que además disminuye la calidad de vida de la persona.

2. El sedentarismo y sus efectos adversos a la salud no son exclusivos de las personas con sobrepeso. Las personas delgadas y sedentarias están expuestas a los mismos riesgos, incluyendo la posibilidad de desarrollar obesidad en el futuro. Por tanto, deben ocuparse de realizar los cambios de hábitos pertinentes.

3. Es posible hacer tu vida más activa y dinámica, realizando unos pocos cambios en la rutina de la casa y el trabajo. Cada pequeño cambio como desplazarte en bicicleta y no en el coche suma en la dirección correcta.

4. Ejercitarse es indispensable, sin embargo, debe hacerse considerando las condiciones propias de cada individuo. Por ejemplo, una persona con problemas cardiacos no puede seguir la misma rutina que una persona sin este tipo de problemas.

5. Siempre que puedas es recomendable practicar algún deporte, ya que la interacción social, la competitividad y el factor recreacional potencian los efectos positivos de la actividad física.

6. Es posible ejercitarse en casa, sin necesidad de gastar grandes cantidades de dinero en equipo e indumentaria

7. La celulitis es una de las tantas consecuencias del sobrepeso, el sedentarismo y la mala alimentación, no se puede eliminar de un día para otro pero sí se puede reducir paulatinamente a través de un cambio en el estilo de vida.

8. Es preciso que comiences con rutinas cortas y sencillas hasta crear el hábito de ejercitarte a diario. La dificultad del entrenamiento no es lo importante, la clave para el éxito es la constancia.

CAPÍTULO VI:
EMOCIONES Y CONTROL DE PESO

La obesidad es un problema más complejo de lo que puede parecer a simple vista. Si bien la dieta y el ejercicio son esenciales no son determinantes. Existen otros problemas emocionales y psicológicos que pueden conducir a la obesidad o dificultar la pérdida de peso una vez este se ha ganado.

Aunque la obesidad y el sobrepeso tienen dos componentes objetivos: la alimentación y el entrenamiento, a la vez tiene un importante componente emocional. Este último es un factor subjetivo con muchas aristas por explorar, pero su influencia en la capacidad de controlar el peso es cada vez más evidente.

En este sentido, algunas investigaciones establecen que las personas emocionalmente inestables son más propensas a subir de peso. En consecuencia, se debe abordar la inteligencia emocional como una herramienta para mantener un peso estable. Asimismo, esto permite gestionar aspectos como la motivación y el autocontrol.

Círculo vicioso

El principal problema de la obesidad en relación a las emociones es que fácilmente conducen a un círculo vicioso en el cual la persona puede quedar atrapada durante años, arrastrando todo tipo de enfermedades colaterales. Dicho círculo surge cuando las mismas emociones que conducen al sobrepeso se acrecienta ante la frustración de no poder adelgazar.

Entonces, la persona engorda porque come a causa de emociones como la tristeza, pero luego no puede perder el peso, tal vez a causa de los mismos sentimientos negativos, esto se traduce en más ansiedad, más estrés, más tristeza y más hambre emocional.

Es por ello, que aunque la mayoría de las personas saben que para perder peso es necesario comer bien y hacer más ejercicio, muchas no consiguen adelgazar. Las razones detrás de esto son psicológicas y emocionales. Pero esto no siempre es fácil de reconocer, pues resulta sencillo achacárselo a causas más tangibles.

Reconocer que existen otros problemas más profundos es, además doloroso, incómodo y difícil. Es más sencillo mantenerse dentro del círculo vicioso, pese a todos los problemas de salud que esto puede suponer.

Aprende a diferenciar el hambre física del hambre emocional

La ansiedad, la tristeza, el estrés y otras emociones negativas son responsables de esta falsa sensación de hambre. Esto es conocido como hambre por ansiedad o hambre emocional. Surge cuando los problemas personales agobian y la persona pierde el control, desarrollando grandes niveles de ansiedad que a su vez generan hambre emocional.

En consecuencia, la gestión emocional es la clave para dejar de comer sin control. En la medida en que se consiga controlar la ansiedad, será más fácil dejar de comer a deshoras o comer comidas ricas en grasas. Por esta razón, es esencial aprender a diferenciar cuándo realmente se tiene hambre y cuándo es una solo ansiedad.

En este sentido, el hambre emocional se percibe como la necesidad de comer pero sin que se sienta hambre fisiológica. Además, viene acompañada de sentimientos de culpa que le siguen al atracón de comida generado por la ansiedad.

También es habitual que se asocie la comida a bienestar, se persigue entonces de alguna manera sentirse bien a través de la comida. Comer algo sabroso aporta un refuerzo de manera inmediata, eso se siente bien pero inmediatamente se siente mal, llega la culpa.

Entonces, si el hambre viene acompañada de alguna de estas características y percepciones, conviene acudir a un profesional de la salud emocional, pues tal vez se tenga problemas de ansiedad o de gestión emocional.

No obstante, la planificación y los buenos hábitos pueden ayudar a controlar las ganas de comer cuando no se derivan de la necesidad genuina de alimento.

Conocer los detonantes

Por lo general no todos los problemas conducen a hambre emocional, solo aquellas que generan grandes niveles de ansiedad o estrés lo hacen. Una manera de controlar esto es identificando qué situaciones y emociones conducen a sentir hambre. De esta manera, será más sencillo prepararse para afrontarlas y controlar la ingesta descontrolada de alimentos.

Por ejemplo, si sabes que el estrés del trabajo desencadena en ansiedad, entonces es cuestión de prepararte llenando el refrigerador y la despensa con comida sana. Así, cuando surjan las "ganas de comer" al menos podrás controlar el tipo de alimento vas a ingerir.

Una forma de identificar qué situaciones y emociones derivan en hambre emocional es anotando todo lo que comes, las cantidades que comes, cuándo comes y las emociones involucradas en cada ocasión. Eventualmente podrás identificar algunos patrones y sus detonantes.

Hábitos saludables para combatir el hambre emocional

Si bien, los problemas emocionales subyacentes en el hambre emocional deben resolverse por medio de un profesional en la materia, es posible establecer algunos hábitos que permitan sobrellevar de mejor manera las ganas de comer inducidas por la ansiedad o el estrés.

Tiempo para comer

En ocasiones el ajetreo del día a día no permite que se piense verdaderamente en lo que se come. Apenas y se puede percibir que se ha comido. Lo más saludable es que la hora de comer estés libre de televisión o el teléfono, mucho menos se debe comer mientras se corre de la casa a la oficina.

Disfrutar de cada bocado con atención, sacando la máxima sensación de placer a cada pequeña porción puede ayudar a aplacar las ganas desmedidas de comer. Los cinco sentidos deben estar presentes, cada olor, cada sabor, los colores de la comida y su textura.

Mantener la despensa y el refrigerador llena de alimentos sanos

Uno de los principales problemas del hambre emocional es que aparece cuando menos te lo esperas. Por tanto, si no estás debidamente preparado vas a terminar comiendo comida chatarra, que es además la más tentadora en esos momentos.

Tener siempre a la mano una vianda antihambre

Prepara un plato con una porción saludable lista para comer, esto puede ser la diferencia entre comerte una dona y salirte de la dieta y comer sano en la siguiente vez que sientas la urgente necesidad de comer. Se trata de una especie de respaldo para casos de emergencia.

Prepara una «bandeja antihambre» con una pieza de fruta una loncha de jamón cocido y una nuez.

No vayas al supermercado con hambre

De manera general hacer las compras con hambre es una mala idea. Pues, si se tiene hambre se tiende a comprar de más, así como alimentos más grasosos y que se puedan comer de inmediato.

Lo mismo sucede con el hambre emocional pero mucho peor porque detrás de estas ganas de comer hay una emoción sin resolver. Así, la tristeza o la ira pueden hacer que tengas la necesidad de comer para sentirte bien, esto es mucho más difícil de controlar que solo teniendo hambre.

Cambia de escenario

Si de pronto sientes la incontrolable necesidad de comer y nada parece funcionar, entonces salir a caminar puede ser la solución. Aunque te conviene tener en cuenta que debes evitar ir a lugares donde la tentación pueda ser mayor. Por ejemplo, la feria de comida de un centro comercial es un lugar fatal para ir si tienes hambre por ansiedad.

Autoestima

Mientras el hambre emocional puede considerarse una causa de sobrepeso, los problemas de autoestima son más bien una consecuencia. En este sentido, el autoestima establece cómo se siente una persona en relación a sus cualidades y aspecto físico. También afecta la manera en que se relaciona con el mundo que le rodea. Esto se puede afectar más o menos según factores como la edad y el grado de sobrepeso.

El sobrepeso puede afectar la manera en que la persona se ve a sí misma. Pero si bien existe una correlación entre ambos problemas, lo cierto es que aun cuando la persona adelgace, el problema del autoestima bajo puede no desaparecer. La persona continuará sintiéndose insegura aún después de perder peso.

En ocasiones, el problema de obesidad afecta tan profundamente el autoestima que la persona pierde todo interés en cuidarse. Esto suele derivarse de un conceptos de sí mismos altamente distorsionados, el intentar y fallar puede convencer a una persona de que es floja o que no vale nada, entre muchas otras consideraciones negativas.

Acudir al psicólogo

Como se ha señalado, el sobrepeso y la obesidad son campos muy complejos, donde se entremezclan variados aspectos como la nutrición, el deporte, la medicina y la psicología. Esto, sin contar las consecuencias que pueden derivarse de la obesidad y el efecto que pueden tener en la persona.

En definitiva, existe una larga lista de causas y consecuencias que deben analizarse, especialmente las que recaen sobre la psicología, aunque esto nunca llega a desprenderse completamente de otras ciencias, pues para llegar a una solución nunca debe perderse el ángulo integral de la obesidad. Es decir, no existe una única causa que lleve a las personas a ganar peso excesivo.

Pese a que se trata de un problema multifactorial, está claro que existen algunos factores a los que darle prioridad. En este orden de ideas, la alimentación y la actividad física se han desarrollado lo suficiente como para tener claro el camino a seguir, qué cosas hacen bien y cuáles no.

Sin embargo, en torno a las emociones y pensamientos que causan obesidad aún hay mucho que recorrer. Probablemente la mayor barrera sea que, a nivel emocional cada persona experimenta la obesidad de manera diferente. Mientras que el plano alimenticio y las reglas son mucho más generales.

En consecuencia, es indispensable la guía de un profesional para que te ayude a determinar las causas detrás de esa hambre emocional que no puedes saciar, y que por su naturaleza emocional afecta de manera única a cada persona. Aun cuando dos personas puedan estar experimentando obesidad relacionada con las emociones, de seguro ambos están viviendo un proceso distinto, pues, cuando se trata del mundo de las emociones y la psiquis no existen reglas universales que se puedan aplicar a todas las personas.

Así, que si estás en una situación que no puedes manejar por ti mismo o cuya solución no puedes encontrar, lo correcto es que acudas a los profesionales y especialistas de este tipo de problemas. Particularmente en los casos de obesidad, un psicólogo puede ayudar a establecer una relación sana con la alimentación.

Para lograrlo se trabajan creencias erróneas respecto al propio individuo, respecto a los comportamientos con los alimentos y creencias sociales como el peso o la talla. También se trata el autoestima, el manejo de emociones, el estrés y la ansiedad. Además, se obtienen herramientas que contribuyen en relación a los regímenes dietarios, por ejemplo cómo conseguir la adherencia a largo plazo, el autocontrol, entre otros.

Repaso: Emociones y control de peso

1. El sobrepeso y la obesidad, así como otros trastornos alimenticios, tienen un importante componente emocional y psicológico. Estos pueden hacer más cuesta arriba la pérdida de peso.

2. Conviene aprender a diferenciar el hambre emocional del hambre fisiológica. Esto requiere de conocer el propio organismo, así como, mucha introspección y autoconocimiento.

3. Al igual que sucede con la alimentación y el entrenamiento físico, la adecuada gestión emocional supone que se ajusten algunos hábitos.

4. La obesidad puede afectar el autoestima y esta a su vez afianzar pensamientos negativos que dificultan la pérdida de peso a futuro.

5. Acudir al psicólogo es indispensable cuando se tienen problemas emocionales que estén interfiriendo con el peso y la alimentación.

CONCLUSIÓN

Como hemos podido ver en todo el trayecto de este libro, el camino a recorrer no es fácil ni corto. Te repito, esas libritas o kilos de más no las ganaste en un abrir y cerrar de ojos, igualmente, así no la bajarás. Pero lo bueno es que sí hay solución para el problema de la obesidad, el sobrepeso, el hambre por ansiedad y estrés, etc.

Para lograr tu objetivo tienes que hacerte consiente, amarte, estar claro de los problemas y las consecuencias que resultan del sobrepeso y la obesidad. Nadie ni nada más que tú mismo podrá hacerte entender la necesidad de estar en salud, comer saludable, ejercitarte y mantenerte activo. Abandona el sedentarismo, visita a un especialista en alimentación, crea tu plan de alimentación o usa uno de los que te he proporcionado, idealiza una rutina de ejercicios con los que te he brindado, pero sobre todo, escríbelo todo, tu meta final, tus pequeños objetivos, qué comer, cuántos vasos de aguas has tomado, marca si hiciste tu entrenamiento del día, etc. Tenerlo a la vista te ayudará a estar pendiente y a motivarte. No hay nada más gratificante que ver esos checks ✔ en tus tareas y objetivos.

No es fácil, lo sé, yo también he pasado y paso por esto. Me cuesta mantenerme activo, pero ver los frutos y los resultados de hacer estos cambios es tu mejor premio, verte como quieres verte es tu medalla y sobretodo estar en salud es tu trofeo. Busca un grupo, un compañero y lleva a cabo el reto.

Si deseas irte por una dieta específica como lo es la Dieta Cetogénica y te gustaría aprender más sobre ella, tengo otro libro similar a este pero enfocado solamente a esta forma de alimentación y al ayuno intermitente. En ese libro te guío como principiante y te proveo de menú diarios y muchas riquísimas y fáciles recetas que te serán útiles, tips, alimentos claves, meriendas, etc., que te pueden ayudar a llevar a cabo esta dieta, la cual es muy efectiva y a muchos les encanta.

Para finalizar, si este libro te ha sido de ayuda y te ha gustado la información, me gustaría que me ayudes a seguir animando personas a tener un cambio en su estilo de vida. ¿Cómo? Escribe un comentario en la plataforma online donde compraste el libro (por ejemplo: Amazon) para que otras personas al leer tu opinión den ese paso y se unan a un cambio. El poder de los comentarios es muy poderoso en la época actual. Por eso sería de gran ayuda si dejas tu comentario positivo y 5 estrellas. Si lo haces, muchas gracias. De igual manera, puedes recomendar este libro a tus conocidos y a tus compañeros de reto.

Espero que de verdad te haya sido de ayuda esta información, pero sobre todo que te lleve a tomar acción y a cambiar tu vida y tu cuerpo. ¡Ve por más!